Über Epilepsie im Lichte der Kriegserfahrungen

Von

Privatdozent Dr. **Alfred Hauptmann**
I. Assistenten der Psychiatrischen Klinik Freiburg i. B.
Stabsarzt und leitendem Arzt einer Beobachtungsabteilung für Nervenkranke

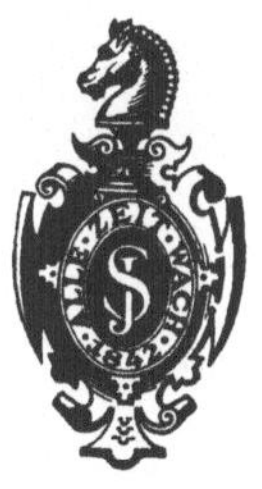

Berlin
Verlag von Julius Springer
1917

Sonderabdruck aus der
Zeitschrift für die gesamte Neurologie und Psychiatrie
Originalien, Band XXXVI, Heft 3/4

ISBN 978-3-642-51244-5 ISBN 978-3-642-51363-3 (eBook)
DOI 10.1007/978-3-642-51363-3

Softcover reprint of the hardcover 1st edition 1917

Inhaltsverzeichnis:

Die Bestimmung, nach der nachgewiesene Epilepsie dienstunbrauchbar macht, gibt uns während des Krieges ein unschätzbares Material in die Hand, an dem wir den Einfluß exogener Schädlichkeiten auf das Entstehen einer Epilepsie beurteilen können. Und da eben diese Bestimmung uns zwingt, jeden einzelnen Krampfanfall aufs genaueste auf seine Zugehörigkeit zur Epilepsie zu prüfen, steht uns gleichzeitig ein Beobachtungsmaterial zur Verfügung, das uns in weit größerem Umfange als je zuvor Stellung zu nehmen gestattet, einmal zur Bewertung der einzelnen Anfallssymptome für die Diagnose einer Epilepsie und dann zu der Frage der immer noch oder wieder strittigen Formen von Krampfanfällen, die weder voll der Epilepsie, noch der Hysterie zuzurechnen sind.

Der Wert einer Behandlung dieser 3 Fragen liegt nicht so sehr auf militärärztlichem Gebiet, als auf der praktischen Anwendung ihrer Ergebnisse für die zivile Unfall-Gesetzgebung, und betrifft vor allen Dingen die rein wissenschaftliche Förderung der Epilepsie- und Hysterielehre.

Ich will nicht, um die Ausdehnung meiner Betrachtungen gleich zu präzisieren, den Einfluß schwerer traumatischer Gehirnschädigungen auf nachfolgende Epilepsie hier berücksichtigen (das sind Fragen, die am besten durch Zusammenarbeit eines Chirurgen und eines Neurologen entschieden werden können), vielmehr die sonstigen exogenen Schädlichkeiten, wie körperliche Strapazen aller Art, psychische Schädigungen hauptsächlich emotioneller Natur, toxische Einwirkungen in Form von Nicotin und Alkohol in den Kreis meiner Betrachtungen ziehen, und grob-traumatische Noxen nur insoweit heranziehen, als ich die Commotio cerebri nicht ausschließe, und das nur deshalb, weil bei der jetzigen Art der Kriegsführung mit ihren häufigen Verschüttungen mit diesem für die Entstehung der Epilepsie nicht unwichtigen Moment in vielen Fällen zu rechnen sein wird.

Gerade die Entscheidung der Frage, wieweit die genannten exogenen Schädlichkeiten für das Auftreten einer Epilepsie verantwortlich gemacht werden können, ist für die Epilepsiebetrachtung in ätiologischer Hinsicht von allergrößtem Interesse. Gleichwie auf anderen psychiatrischen Gebieten — ich habe hier die Schizophrenie im Auge — die rein klinisch-deskriptive Betrachtung uns dem Wesen der Erkrankung nicht näher bringt, wird eine Beobachtung der klinischen Äußerungen der Epilepsie uns immer nur erlauben, verschiedene Gruppen zu unterscheiden, die zur oberflächlichen Orientierung und gegenseitigen raschen Verständigung ja ganz zweckmäßig sind, die aber das Einordnen eines bestimmten Krankheitsfalles, um nur einen Punkt herauszugreifen, schon deshalb schwierig machen, weil beispielsweise der weitere Verlauf des Falles, der vielleicht erst nach Jahren typische

Veränderungen schafft, mit eines der Charakteristica der betreffenden Gruppe ausmacht. Nicht geringere Schwierigkeiten ergeben sich bei der von anderen Darstellern der Epilepsie in monographischer Form gewählten Teilung nach anatomischen Gesichtspunkten, wobei noch als besonders erschwerend die Unmöglichkeit oder Unsicherheit der Entscheidung darüber hinzukommt, ob die gefundenen anatomischen Veränderungen als Ursache oder Folge der epileptischen Krankheitsäußerungen anzusehen sind. Aber auch wenn ätiologische Gesichtspunkte der Einteilung zugrunde gelegt werden, gelangt man zu keiner größeren Befriedigung; findet man doch in so und so vielen Fällen keine hinreichende Ursache und gelangt so zu der eigentlich nur negativ bestimmten Gruppe der genuinen Epilepsie.

Können uns auch die Kriegserfahrungen bei weitem nicht über alle diese skizzierten Schwierigkeiten hinwegbringen, so können sie doch wenigstens nach einer Seite besonders klärend wirken, indem sie uns über die Bedeutung des ätiologischen Momentes belehren. Sehen wir nämlich, daß die gleichen Schädlichkeiten so viele Hunderttausende getroffen haben und daß bei den Wenigen, die an Krampfanfällen erkrankten, immer die gleichen Voraussetzungen vorhanden waren — ich meine, um es vorwegzunehmen, die Disposition — so wird dieses Riesenexperiment größten Stiles uns zu einer völlig anderen Auffassung des Wertes dieser ätiologischen Faktoren gelangen lassen. Sie müssen bestenfalls zur Rolle von auslösenden Ursachen herabsinken, und die epileptische Disposition wird noch mehr als es bisher der Fall war, in den Mittelpunkt der Epilepsiefrage gerückt werden müssen.

Die Häufung der exogenen Schädlichkeiten, speziell emotioneller Art, und die Ubiquität dieser Traumata mit ihren Folgeerscheinungen in Form von psychogenen Anfällen gibt uns durch die Möglichkeit der zeitlich gedrängten Nebeneinanderbeobachtung, durch Vergleichung der Einwirkung der gleichen Reize, durch weitere Verfolgung des Krankheitsverlaufes bei Anwendung gleicher therapeutischer Maßnahmen Gelegenheit, in das noch reichlich dunkle Gebiet der Zwischenstufen von Epilepsie und Hysterie hineinzuleuchten, eine Strecke Landes die jeder neue Grenzrichter anders verteilt, so daß bald die Hysterie, bald die Epilepsie einen Zuwachs erleiden, bald der Schwierigkeit einer Teilung durch Einführung neuer Krankheitsbezeichnungen begegnet wird, die durch ihre Reichhaltigkeit — ich nenne nur „Affekt-Epilepsie“, „Reaktiv-Epilepsie“, „psychasthenische Anfälle“, „Hystero-Epilepsie“ — nur die Unsicherheit der Charakterisierung kennzeichnen. Wenn diese tatsächlich vorhandenen Schwierigkeiten, die durch die zeitlich große Häufung ihres Vorkommens nur erst recht demonstriert werden, auch jetzt nicht ganz zu beseitigen sein werden, so werden wir doch mit weit größerer innerer Sicherheit entscheiden können, ob wir all die Krampfzustände, die wir als nichtorganisch von der Epilepsie abgrenzen, der Hysterie unterstellen müssen; oder ob wir zwar psychogen bedingte, aber nicht hysterisch zu bezeichnende Krampfanfälle kennen. So wird von diesem Teilgebiet aus auch die Hysterielehre, die ja auch durch die sonstigen Kriegserfahrungen so viele Proben ihrer Gültigkeit zu bestehen hat, dadurch eine gewisse Festigung ihrer etwas dehnbaren äußeren Hülle erleiden, daß die Begriffe des Psychogenen und Hysterischen in dem Sinne eine Orientierung erfahren, daß das Hysterische dem Psychogenen unterzuordnen ist.

Da der Weg, der uns zu diesen Erkenntnissen führt, an dem Verlauf des einzelnen Krampfanfalles vorbeiführen muß, werden wir unwillkürlich zu einer Revision der Gültigkeit der verschiedenen Anfallssymptome getrieben. Wenn durch die Kämpfe zur Beseitigung der (immer noch recht lebendigen) Hydra „Hystero-Epilepsie" auch der größte Teil dieser Frage geklärt schien, so bedurften diese Lehren doch einer Prüfung in großem Stil. Der Krieg hat uns hierzu reichlich Gelegenheit gegeben. Und gerade die Kenntnis der Bewertung dieser Anfallssymptome muß noch viel mehr Allgemeingut der Ärzte werden; dann erst wird man durch das Vorhandensein eines wissenschaftlich verwertbaren Materials zu den oben skizzierten Fragen in dem Umfange Stellung nehmen können, wie es das Interesse der Sache erfordert. Ein Beitrag zur Erreichung dieses Endziels soll diese Arbeit bilden.

Notiz für den Leser: Wenn ich daher auch Krankengeschichten in allerkürzester Form mit aufgenommen habe, so geschah es, um einem späteren Bearbeiter dieses Gebietes Gelegenheit zu geben, objektiv zu urteilen. Wenn man sieht, wie immer wieder der ganzen Beschreibung nach offenkundige Hysterien als Epilepsien und umgekehrt gebucht werden, wie alles das, was durch den die eigene Unklarheit nur verdeckenden Namen „Hystero-Epilepsie" bezeichnet wird, wissenschaftlich durchaus nicht verwertbar ist, wird man einsehen, daß alle persönlichen Schlußfolgerungen durchaus in der Luft schweben, wenn sie eben nicht durch objektive Beschreibungen gestützt werden. Ich bin mir wohl bewußt, daß bei der enormen Überproduktion an literarischen Arbeiten mancher Leser durch die hierdurch bedingte Ausführlichkeit vom Studium einer derartigen Zusammenstellung abgeschreckt werden könnte; dieser mag sich daher an die jedem Abschnitt beigegebene Schlußzusammenstellung halten, die aber, da sie lapidar sein muß, mancher Härten nicht entbehren kann.

Das hier verwertete Material stammt aus der meiner Leitung unterstellten militärischen Beobachtungsstation für Nervenkranke und beschränkt sich auf die Beobachtungen während eines Jahres. Es ist insofern zur Lösung der oben angegebenen Fragen recht geeignet, als in ihr fast alle Soldaten mit Krampfanfällen eingeliefert werden, die in dem südlichen Bereich des Territoriums des XIV. A.-K. bei der Truppe oder in Lazaretten vorhanden sind, sei es, daß sie wegen dieser Anfälle aus dem Felde zurückgeschickt wurden, daß sie bei der Truppe an ihnen erkrankten, oder daß während der aus anderen Gründen erfolgenden Lazarettbehandlung Anfälle auftraten. Ich habe es mir zum Prinzip gemacht, über anfallsartige Zustände möglichst nicht auf Grund ambulanter Untersuchung zu urteilen, sie alle so lange stationär zu beobachten, bis ein Anfall ärztlich gesehen wurde, oder wo das im Laufe von 4—6 Wochen nicht möglich war, doch so lange, bis durch sonstige Begleiterscheinungen, durch genaueste körperliche und psychische Untersuchung die Diagnose hinreichend geklärt war. Es genügt nicht — das muß hier aufs nachdrücklichste betont werden — den Anfall von dem Wachpersonal beobachten zu lassen und sich bei der Entscheidung auf diese Beschreibung zu stützen. Immer wieder konnte ich mich davon überzeugen, daß selbst ein geschultes Personal (Wärter aus Irrenanstalten usw.) durchaus unzureichend beobachtet und beschreibt; gilt das schon von diesen, um wieviel weniger kann man sich auf die Schilderung von Leuten verlassen, die früher nie mit Kranken umgegangen waren, die nur jetzt während des Krieges zu Lazarettdiensten kommandiert wurden! Bei diesen kommt, abgesehen von ihrer mangelhaften Erfahrung, auch noch das Verblüffende eines Krampfanfalles hinzu, der durch den Schreck, den er auf naive Gemüter ausübt, eine objektive Beobachtung völlig ausschließt. Da kehren immer wieder die eingelernten Phrasen von dem „blutigen Schaum vor dem Mund“, den „eingeschlagenen Daumen“, den „rollenden Augen“ usw. wieder, und wenn man den Ablauf des Anfalls selbst mit dieser Schilderung vergleicht, so sieht man, daß er ein ganz anderes Bild ergab. Und was erlebt man nicht an verkehrter Zeitschätzung! Anfälle, die noch nicht 1 Minute gedauert haben, werden auf 10 Minuten veranschlagt. Also oberstes Prinzip ist: Eigene ärztliche Beobachtung des Anfalls. Und selbst da sieht man, daß es so viele Imponderabilien gibt, die den Beobachter mehr zu der Diagnose einer Epilepsie oder Hysterie hinneigen lassen, so viele Wahrnehmungen, die schwer in Worte zu kleiden sind, daß ich es keinem kritischen Leser meiner Krankengeschichten verübeln kann, wenn er trotz der objektiven Beschreibung an der einen oder anderen Diagnose gewisse Zweifel hegen würde.

Für die Beurteilung der psychischen Reaktionsweise meines Beobachtungsmaterials sind folgende Lokalkenntnisse wichtig: Ich habe die in Betracht kommenden Fälle möglichst in einen Raum gelegt, in dem eine ständige Wache vorhanden war, die sofort den Arzt benachrichtigen und dem Patienten zu Hilfe kommen konnte. Es ist das deswegen zu wissen wichtig, weil wir sehen werden, daß gerade die Tatsache dieses Schutzes einerseits, der Möglichkeit der raschen Herbeiholung des Arztes andererseits das Auftreten mancher psychogener Anfälle zu gewissen Tageszeiten erklärt.

Infolge der Einweisung aller Anfallspatienten in die Beobachtungsstation sind absolute Zahlen ganz ungeeignet, uns den Anteil der Anfallszustände an der Gesamtheit der nervösen Erkrankungen des Heeres zu zeigen. Es muß hierdurch genau das gleiche falsche Bild erweckt werden, wie es beispielsweise die Nervenärzte von der Häufigkeit der sog. „traumatischen Neurose“ in Friedenszeiten hatten, weil sie die enorme Zahl der ohne jede nervöse Störung abheilenden Unfallfolgen nicht berücksichtigten. Darüber wird also erst am Schluß des Krieges an der Hand einer großen, vollständigen Statistik gesprochen werden dürfen.

Zu einer Frage können wir aber jetzt schon Stellung nehmen: Awtokratow[1]) berichtet, daß im Russisch-Japanischen Kriege epileptische Erkrankungen an Häufigkeit bei weitem an der Spitze standen; es fand sich Epilepsie in 27,9 %, Hysterie nur in 2,7%. Dieses an sich schon erstaunliche Verhältnis wird durch meine Beobachtungen in keiner Weise bestätigt. In meinem Lazarett betrug in der Zeit vom 15. November 1915 bis 1. Oktober 1916 das Verhältnis von hysterischen zu epileptischen Anfällen 2,6: 1. Also gerade das umgekehrte Verhältnis wie bei Awtokratow. Diese enormen Differenzen sind wohl nur auf die große Verschiedenheit in der Diagnosestellung zurückzuführen, wozu aber, da die Awtokratowsche Arbeit keine Einzelheiten enthält, hier keine Stellung genommen werden kann. Selbst wenn ich annehme, daß Awtokratow auch posttraumatische Epilepsien mit in seine Tabelle aufgenommen haben könnte (was unwahrscheinlich ist, da es sich um ein psychiatrisches Hospital gehandelt hat), und die entsprechenden Zahlen aus meinem Lazarett hinzuzähle, wird das Verhältnis nicht wesentlich anders. Es tritt auch keine Umkehr ein, wenn ich das Verhältnis epileptischer und hysterischer Psychosen (oben handelt es sich im wesentlichen um Krampfanfälle und episodische leichtere psychotische Störungen) betrachte, wie es mir aus der Freiburger psychiatrischen Klinik bekannt ist, wo die hysterischen Geistesstörungen die epileptischen auch bei weitem überwogen.

Auch Jellinek[2]) berichtet über eine äußerst geringe Zahl von Epileptikern unter seinem Anfallsmaterial: nur 4%. Wenn die aus meinen obigen Angaben berechneten Verhältniszahlen höher sind (28% Epilepsie unter meinem Anfallsmaterial), so sind diese Zahlen mit den Jellinekschen nicht ganz zu vergleichen, da in meiner Zusammenstellung nicht alle Patienten mit hysterischen Anfällen berücksichtigt sind, sondern nur die, welche in der Hauptsache wegen solcher

---

[1]) Awtokratow: Die Geisteskranken im russischen Heere während des japanischen Krieges. Allgem. Zeitschr. f. Psych. **64**. 1907,

[2]) Jellinek: Zur militärärztlichen Konstatierung der Epilepsie. Wiener klin. Wochenschr. 1915, Nr. 38.

der Beobachtungsstation zugewiesen worden waren, solche, bei welchen aber z. B. einige Anfälle neben dem Hauptkrankheitsbild, etwa einer hysterischen Abasie, einem Schütteltremor usw. vorhanden waren, nicht mitgezählt sind; dann sind unter meinen Epileptikern auch solche notiert, die bei mir keinen Anfall hatten, bei welchen die Diagnose aber aus anderen Überlegungen heraus gestellt werden konnte. Unter Berücksichtigung dieser Tatsachen würden meine Zahlen den Jellinekschen weit näher kommen. Wie aber schon gesagt, dürfen derartige Verhältniszahlen noch keine absolute Gültigkeit beanspruchen, da ihre Höhe von lokalen Verhältnissen (Art der Einweisung, Art der Station usw.) in weitem Umfange abhängig sind. Nur größere Zusammenstellungen, etwa den Bereich eines ganzen Armeekorps umfassend, geben uns ein objektives Bild der Häufigkeit des Vorkommens epileptischer und hysterischer Krampfanfälle im Verhältnis zu anderen nervösen Erkrankungen. Bis jetzt sind wir nur zu dem Schlusse berechtigt:

Die Awtokratowschen Zahlen über das Verhältnis von Epilepsie und Hysterie haben für unseren Krieg keinerlei Gültigkeit. Nach meinen Beobachtungen überwiegen die hysterischen Störungen die epileptischen bei weitem.

I.

Der auch hier wieder zutage tretende Mangel eines objektiv anwendbaren Maßstabes für die Auffassung eines Krankheitsbildes als Epilepsie oder Hysterie läßt, wie schon oben begründet, ein näheres Eingehen auf die Gültigkeit der einzelnen Symptome eines Krampfanfalles für die Differentialdiagnose berechtigt erscheinen.

Wenn wir auch längst wissen, daß alle die als unbedingt charakteristisch angesehenen Symptome ihre Gültigkeit längst eingebüßt haben, so war man im einzelnen Fall doch immer wieder zweifelhaft, wie man sich zu einem nicht völlig in den Rahmen der ganzen Verlaufsform eines Krampfanfalls hinein passenden einzelnen Symptom — etwa einem Zungenbiß bei einem sonst hysterisch aussehenden Anfall — stellen sollte. Bildeten die Fälle, welche die alte Lehre von der strengen Geschiedenheit der hysterischen und epileptischen Anfallssymptome gestürzt hatten, doch eben nur die Ausnahme. Nun ist uns durch den Krieg ein ausgezeichneter Prüfstein für diese Frage in die Hand gegeben worden.

Und er hat uns, um es vorwegzunehmen, mit weit größerer Sicherheit als bisher gelehrt, daß es ein **diagnostisch einwandfrei gültiges Einzelsymptom in einem Krampfanfall kaum gibt.**

Wenn ich die diagnostisch wichtigsten Beobachtungen hier anführe, so sind es:

Pupillen: Die alte Lehre von der Lichtstarre (die Konvergenz ist ja nicht zu prüfen) der Pupillen nur im epileptischen Anfall, welche durch einige Beobachtungen längst erschüttert war, ist auch nach den gehäuften neuen Beobachtungen nicht aufrechtzuerhalten. Ich kann allerdings nicht sagen, daß mir eine völlige Lichtstarre der Pupillen im hysterischen, oder um mich allgemeiner auszudrücken, im psychogenen Anfall begegnet ist, eine Lichtträgheit aber habe ich bei außerordentlich vielen psychogenen Anfällen gesehen. Eine Lichtreaktion im epileptischen Anfall habe ich nie beobachten können; wohl aber einmal eine solche bei einem Anfall, der als posttraumatisch-epileptisch angesehen werden mußte. Eine exakte Pupillenprüfung im Anfall ist übrigens durchaus nicht so leicht, wie man sich, ohne sie selbst so und so oft vorgenommen zu haben, vorstellen sollte: gestattet schon das wilde Umherwerfen der Patienten häufig keine genaue Beobachtung, so verhindert das feste Zukneifen der Lider und die extreme Aufwärtsdrehung des Auges in vielen Fällen die Prüfung; ganz besonders, oder sogar fast ausschließlich, ist das bei den psychogenen Anfällen der Fall, während wir bei den echten Epileptikern sehr viel geringere Schwierigkeiten haben. Es rührt das von der sehr viel geringeren Bewußtseinstrübung jener Patienten her, die auf die gewaltsame Öffnung der Augenlider mit einem Zusammenkneifen und einem Fliehen des Augapfels nach oben reagieren. Ein abweichendes Verhalten, auf das ich, wenn es auch kein Pupillenphänomen ist, an dieser Stelle hinweisen möchte, da diese Beobachtung bei der Pupillenprüfung häufig schon ein Hinweis auf die Art des Anfalls sein kann.

Eine träge Lichtreaktion der Pupillen darf uns demnach durchaus kein Hinweis darauf sein, einen psychogenen Krampfanfall auszuschließen, wenn auch in der Regel die Lichtreaktion bei diesem erhalten ist. Echte epileptische Anfälle (posttraumatisch-epileptische nicht immer?) gehen immer mit Lichtstarre der Pupillen einher.

Zungenbisse und andere Verletzungen: Auch die alte Regel, daß Zungenbisse ein Charakteristicum der epileptischen Anfälle wären, bedarf nach meinen Beobachtungen entschieden der Revision; ich habe bei ganz einwandfrei psychogenen Anfällen Zungenverletzungen gesehen, wenn sie auch eine Ausnahme bildeten. Allerdings kann man nicht von so schweren Durchtrennungen des ganzen Zungengewebes sprechen, wie wir sie von der Epilepsie her kennen; es waren vielmehr nur leichte Anrisse, die aber zum Teil auch an der charakteristischen Stelle an den Seitenrändern saßen. Zum andern Teil waren nur leichte oberflächliche Defekte an der Spitze vorhanden. Es erklärt sich das daraus, daß meist nicht, wie beim typisch epileptischen Anfall, die vor- und zurückgeschleuderte Zunge zwischen die auf- und zuklappenden Kiefer gerät, sondern bei den unregelmäßigen mahlenden und kauenden

Kieferbewegungen irgendwelche Läsionen der Zungenoberfläche zustande kamen. Diese weniger krampfartigen als mimischen Bewegungen erklären auch die Häufigkeit von Lippen- und Wangenschleimhautverletzungen, die durch das Angesaugtwerden der Wangen, das Benagen der Lippen usw. entstehen. Die Genese schwerer Zungenbisse, die von den epileptischen nicht zu unterscheiden waren, war auch anders, als oben für die Epilepsie beschrieben: sie waren (in 2 Fällen) dadurch zustande gekommen, daß die Patienten im Anfall aus dem Bett gefallen waren, wobei die Zunge wohl irgendwie zwischen die bei dem Falle zusammenklappenden Kiefer geriet.

Diese Entstehungsweise bleibt wohl nur auf die psychogenen Anfälle beschränkt, wo die Bewußtseinstrübung so tiefgehend war, daß sie ein relativ rücksichtsloses Hinstürzen ermöglichte. In solchen Fällen können dann auch noch andere schwere Verletzungen an Händen und Füßen zustande kommen, wie wir sie im allgemeinen nur von epileptischen Anfällen her kennen. Ja, ich verfüge über die Beobachtung eines psychogenen Anfalls, der durch Auffallen auf harten Zementboden mit einer schweren Blutung aus einem Ohr einher ging und nach der lange anhaltenden Bewußtlosigkeit und den Folgeerscheinungen zu schließen, sogar zu einer Commotio cerebri geführt hatte.

Wenn solche Vorkommnisse auch die Ausnahme bilden, und nur von dem Grade der Bewußtseinstrübung und ungünstigen räumlichen Verhältnissen abhängen, so muß man doch aus ihnen die Lehre ziehen, daß selbst schwere Zungenbisse und andere Verletzungen der Zunge, Lippen und auch des übrigen Körpers nicht unbedingt für Epilepsie sprechen. Man wird sich diese Tatsache um so mehr vor Augen halten müssen, als man sehr häufig den Anfall selbst nicht beobachten kann und die Konstatierung der Verletzung selbst uns nicht immer gestatten wird, den Hergang der Verletzungen zu rekonstruieren.

Urin- und Stuhlabgang: Von der Schwere der Bewußtseinstrübung und der Intensität der Krämpfe wird es abhängen, ob bei Erschlaffung der Sphincteren ein Hinausdrängen von Stuhl oder Urin eintreten wird. So wird es uns nicht wundernehmen, daß gelegentlich auch einmal bei psychogenen Krämpfen eine Enuresis vorkommt; Stuhlabgang bei solchen habe ich nie gesehen. Ein unwillkürlicher Urinabgang erscheint um so erklärlicher, als wir wissen, daß das Symptom einer Blasenschwäche als Stigma degenerationis bei einer großen Zahl nervös minderwertiger Soldaten zur Beobachtung kommt, und als diese, wie wir sehen werden, ein Hauptkontingent zu den psychogenen Anfallszuständen stellt.

Also auch der unwillkürliche Urinabgang im Anfall spricht nicht eindeutig für Epilepsie.

Art der Krämpfe: In dieser Hinsicht haben die Kriegsbeobachtungen uns keine neuen Unterscheidungsmerkmale gelehrt. Sie haben uns höchstens aufs neue die große Schwierigkeit vor Augen geführt, aus dem Ablauf des Anfalls selbst einen Schluß auf seine Zugehörigkeit zu ziehen. Freilich wird es leicht sein, einen klassischen epileptischen von einem klassischen hysterischen Anfall, allein dem Ablauf der Krämpfe nach, zu unterscheiden; meist nähern sich die Verlaufsformen aber so sehr, daß es selbst dem geübten Beobachter schwer fallen muß, aus dem Anblick des Anfalls selbst eine sichere Entscheidung zu treffen. Am treffendsten lassen sich die Unterschiede immer noch dadurch charakterisieren, daß der geordnete Ablauf von Krämpfen der Epilepsie, das Ungeordnete, den Ausdrucksbewegungen Nahestehende der Hysterie eigen ist. Von einem Ablauf der psychogenen Anfälle in Form der einzelnen Phasen, wie sie Charcot beschrieben hat, kann gar keine Rede sein; sie halten sich an gar kein Schema und auch die einzelnen Anfälle beim selben Patienten brauchen einander in keiner Weise zu ähneln. Wohl kann alles das, was als „Clownismus", als „grands mouvements", als „attitudes passionelles" beschrieben ist, in buntem Durch- und Nacheinander vorkommen; man belegt es aber zweckmäßigerweise nicht mit einzelnen Bezeichnungen und trennt vor allen Dingen keine einzelnen Phasen ab. Es sind das eben alles Ausdrucksbewegungen, und wenn die psychogenen Anfälle, die wir jetzt bei Soldaten beobachten, nicht unerheblich von den früheren Beschreibungen der klassischen Hysterie abweichen, so rührt das daher, daß diese sich auf Beobachtungen bei Frauen stützen, bei welchen natürlich die ihrem Gefühlsleben adäquaten Stellungen und Handlungen ein anderes Bild ergeben müssen, als wir es bei Männern, und ganz besonders bei Soldaten erwarten dürfen. So fällt vor allen Dingen fast vollständig jede sexuelle Komponente fort. Dafür treten Äußerungen ein, die wir auf Erlebnisse im Felde zurückführen müssen, wie Flucht- und Abwehrbewegungen, weiterhin naive, elementare Ausdrucksbewegungen wie Umherkugeln durch das ganze Zimmer, sich Verbeißen in Stuhl- und Tischbeine, wüstes Toben in dem Bestreben, das Bett zu demolieren usw. Unverkennbar ist bei manchen Patienten, nämlich solchen, die schon lange Lazarettinsassen sind, das Bestreben, in ihrem Anfall den Ablauf eines anderen, von ihnen beobachteten, zu imitieren.

Derartige Zustände, die man eigentlich schon nicht mehr als Krampf-Anfälle bezeichnen darf, bieten natürlich der Unterscheidung der Epilepsie gegenüber keinerlei Schwierigkeiten. Das gilt vielmehr für die Zustände, wo es nur zu leichten krampfenden Bewegungen der Arme und Beine kommt: in solchen Fällen tritt das Psychogene des Anfalls aber dann meist dadurch zutage, daß der ganze Zustand viel länger dauert, als wir es bei Epilepsie sehen, wenn es sich nicht um einen Status epilepticus handelt, der aber dann seiner ganzen äußeren Form nach und nach den vorhandenen körperlichen Symptomen leicht zu erkennen sein wird. Wenn man die Patienten unbeeinflußt läßt, und andererseits, wenn man ihnen, wie es leider immer noch seitens unkundiger Ärzte und Schwestern geschieht, zu viel liebevolle Beachtung schenkt, können solche „Zuckungen“ viele Stunden anhalten. Ja, ich habe einen Fall beobachtet, bei welchem klonische Zuckungen in bewußtseinsgetrübtem Zustande über 24 Stunden (!) anhielten, und zwar nur dadurch, daß man, in der Annahme, einen schweren Epileptiker vor Augen zu heben, die Frau des Patienten telegraphisch kommen ließ, die durch reichliches Tränenvergießen, Streicheln, Tücherauflegen, und was die weibliche Psyche sonst noch als Heilmittel in sich beherbergt, zur Konsolidierung des Zustandes Veranlassung gab (der übrigens, nachdem der Mann zu mir verlegt worden war, durch energische Hinausbeförderung der sich heftig wehrenden Frau innerhalb weniger Minuten zum Stillstand kam). Aber selbst wenn wir von solchen Extremen absehen, gehören Krampfanfälle, die länger als höchstens 5 Minuten[1]) dauern, kaum zur Epilepsie; und es will mir beinahe scheinen, daß selbst diese Zeit noch zu hoch gegriffen ist, kommt man doch zu einem echten epileptischen Anfall, zu dem man im Lazarett gerufen wird, meist trotz aller Eile schon zu spät, wenigstens zu dem Stadium des echten Krampfes, während jeder Hysteriker gerne wartet, bis der Arzt auch genügend Gelegenheit hatte, ihn gründlich zu beobachten.

Das hängt, abgesehen von allem andern in der Hauptsache mit der weit geringeren Bewußtseinstrübung der psychogenen Anfallspatienten zusammen. Diese nur teilweise Aufhebung des Bewußtseins, die ja den Kernpunkt fast aller Hysterietheorien ausmacht, läßt eben das Spiel der Ausdrucksbewegungen in so zügelloser Weise zum Ausdruck kommen, es bringt, was entschieden auch im Sinne der neuesten Hysterieauffassung Kraepelins spricht, „stammesgeschichtliche uralte Schutzeinrichtungen“ zum Vorschein. Dadurch, daß diese Patienten nicht völlig von den Einwirkungen der Umwelt ausgeschlossen sind, wird der Ablauf eines psychogenen Krampfanfalls in so mannigfacher Weise von dieser, und ganz besonders von Manipulationen des Pflegepersonals und des Arztes beeinflußt. Gerade diese Reagibilität ist in zweifelhaften Fällen eine sichere diagnostische Handhabe: wie sie die Dauer des Anfalls (wenigstens bei echt hysterischen Anfällen, wie

[1]) Gegner dieser Auffassung mögen sich aber nicht auf ihre subjektive Zeitschätzung verlassen, sondern erst ein sichereres Meßinstrument als es unser Zeitsinn darstellt, zur Hand nehmen; man wird dann die erstaunliche Entdeckung machen, daß sich schon in einer Minute weit mehr abspielen kann, als man geahnt hätte, und daß gerade die Fülle der in dieser Zeit möglichen Ereignisse uns zu einer Überschätzung der Zeit veranlaßt.

später zu zeigen sein wird) beeinflußt, so hängen von ihr bzw. der minder hochgradigen Bewußtseinstrübung, wie oben bereits gezeigt, die Seltenheit des Stuhl- und Urinabganges, sowie schwerer körperlicher Verletzungen im Anfall ab; sie gibt uns in den meisten Fällen auch durch die deutliche Reaktion psychogener Anfallspatienten auf schmerzhafte sensible Reize im Gegensatz zu der Unempfindlichkeit der Epileptiker eine sichere Unterscheidungsmöglichkeit. Allerdings kann die Bewußtseinstrübung auch so weit gehen, daß selbst auf Stiche ins Nasenseptum keine Reaktion erfolgt; dazu mag selbst bei geringerer Bewußtseinstrübung, eine allgemeine hysterische Analgesie gewissermaßen als Selbstschutz gegen etwa auftretende Verletzungen kommen, die uns bisweilen auch dieses diagnostische Unterscheidungsmerkmal nimmt.

In dieser Beziehung waren mir einige Beobachtungen interessant, welche zeigten, daß sich in gleicher Weise, wie wir unter unseren Augen bei der Untersuchung eine hysterische Sensibilitätsstörung sich entwickeln sehen, auch während des Anfalls, im bewußtseinsgetrübten Zustande Partien mit normalem Gefühl durch die Prüfung gefühllos wurden. Stiche ins Nasenseptum, die beim ersten und zweiten Male deutliche Abwehrbewegungen zur Folge hatten, riefen später keinerlei Schmerzreaktion mehr hervor. Ein insofern für die Auffassung der hysterischen Reaktionsweise sehr interessanter Mechanismus, als nicht, wie es bei manchen anderen psychogenen Anfällen und auch bei solchen, die wir nach unseren bisherigen Anschauungen eben auch nur als hysterisch bezeichnen können, der Fall ist, der Schmerz eine völlige Wiederkehr des Bewußtseins und damit ein Ende des Anfalls zur Folge hatte, sondern der Krankheitsdarstellung zuliebe eine weitere Abspaltung von Empfindungsvorgängen (hier des Schmerzes) vorgenommen wurde.

Mit der nur geringen Bewußtseinseinengung hängen natürlich noch alle möglichen Ausdrucks- und Reaktionserscheinungen zusammen, die hier aufzuführen zwecklos wäre, da sie nur das Resultat der Art des Reizes und der Eigenart des Reizobjektes sind. Nur 2 Momente möchte ich noch hervorheben, da sie außerhalb der individuellen Reaktionsweise stehen: Das eine ist das krampfhafte Zusammenkneifen der Augenlider bei dem Versuch der Pupillenprüfung, ein mehr oder minder bewußter Abwehrmechanismus, den ich bei Epileptikern nie gesehen habe; und das zweite die hiermit in Zusammenhang stehende Aufwärtsdrehung des Augapfels als Fluchtbewegung bei dem Versuch, Licht ins Auge fallen zu lassen.

Babinskisches Phänomen: Wenn ich von allen den als Ausdruck einer organischen Schädigung anzusehenden körperlichen Symptomen, die in größter Mannigfaltigkeit als Nachwirkung der im Anfall gesetzten Schädigung der Hirnrinde oder der nächstgelegenen langen Bahnen beschrieben sind (wie Reflexdifferenzen, Erloschensein und Steigerung der Reflexe, Agnosien, Aphasien, Apraxien usw.) gerade das Babinskische Phänomen herausgreife, so geschieht es, weil es unter diesen Erscheinungen noch die häufigste darstellt. Da wir in ihm (wenn es nur richtig beurteilt wird,) ein sicheres Zeichen einer Schädigung der cortico-motorischen Bahn erblicken dürfen, ist sein Vorkommen durchaus pathognomonisch für organische Krampfanfälle. Wenn es zuträfe, wie Jellinek[1]) an der Hand einer großen Zahl von Kriegsbeobachtungen erfahren haben will, daß es regelmäßig bei echter Epilepsie beobachtet werden kann, so hätten wir hierin ein ausgezeichnetes Hilfsmittel zur differentialdiagnostischen Unterscheidung, das um so wertvoller ist, als es uns auch nach Ablauf eines nicht beobachteten Anfalls eine Entscheidung ermöglicht. Nach Jellinek soll es in den ersten 10 Minuten nach Beendigung des Anfalls immer nachweisbar sein; bei Hysterie trete es nie auf. Nach meinen Beobachtungen kann ich das nur insofern bestätigen, als auch ich es bei psychogenen Anfällen nie fand, aber auch bei epileptischen nur sehr selten. Auch Redlich, der sich ja hauptsächlich mit diesen Erscheinungen beschäftigt hat, schätzt das Vorkommen der verschiedenen als Ausdruck einer organischen Hirnschädigung anzusehenden Symptome nur auf etwa 40% (Friedensbeobachtungen).

Ich möchte also das Fehlen des Babinskischen Phänomens nicht für ausschlaggebend gegen die Diagnose Epilepsie, dagegen den positiven Ausfall für beweisend ansehen.

Auslösbarkeit der Anfälle: Die Frage der Auslösbarkeit der Anfälle soll, insofern es sich um ihre Abhängigkeit von äußeren, speziell emotionellen Ereignissen handelt, erst später im Zusammenhang mit der Frage des zeitlichen Auftretens der Anfälle behandelt werden. Hier möchte ich nur kurz kritisch auf einige Methoden zu sprechen kommen, die in jüngster Zeit erneut (es handelt sich zum Teil nur um neue Anwendung alter Hilfsmittel) zu dem Zwecke angegeben sind, Anfälle künstlich hervorzurufen. Ich habe hier nicht alle die Suggestivmaßnahmen im Auge, die, wie der Druck auf die verschiedenen hysterogenen Punkte, in ihrer Wirksamkeit weniger von der gedrückten Körperstelle, als von dem suggestiven Einfluß des den Druck ausübenden Arztes abhängen, als vielmehr medikamentöse und mechanische Einwirkungen, die nicht nur psychogene, sondern auch echte epileptische Anfälle auszulösen imstande sein sollen. Da man sehr häufig zur Beobachtung eines Anfalls zu spät kommt, und seltene, speziell nächtliche Anfälle überhaupt kaum zur ärztlichen Kognition kommen, wäre es unbedingt als wesentlicher diagnostischer Fortschritt

[1]) l. c.

anzusehen, wenn man es in der Hand hätte, den zu beobachtenden Anfall willkürlich jederzeit hervorzurufen.

Diesem Zwecke dient die Anwendung der Carotidenkompression: Durch plötzliche, beiderseitige Carotidenkompression sollen bei Epileptikern echte Krampfanfälle ausgelöst werden können. Tsiminakis[1]) hat Versuche hierüber veröffentlicht, welche ergaben, daß bei Gesunden meist nach $^1/_2$ Minute Bewußtlosigkeit mit vollkommener Muskelerschlaffung einsetzt; bei Epileptikern trat auch meist innerhalb $^1/_2$ Minute Bewußtlosigkeit mit allgemeinen oder lokalisierten Krämpfen ein, die 10—40 Sekunden dauerten, während die Bewußtseinstrübung bis 5 Minuten anhielt; beim Erwachen war Schwindel und Ermattung wie nach spontanen Anfällen vorhanden. In mehreren Fällen mit seltenen meist nächtlichen Anfällen gelang die Auslösung nicht. Auch bei allen untersuchten Hysterikern konnten auf diese Weise Anfälle ausgelöst werden, die den spontan auftretenden durchaus glichen.

Wenn der diagnostische Wert der Methode durch die Auslösbarkeit auch hysterischer Anfälle einigermaßen eingeschränkt erscheint, so läge ihre Bedeutung doch immerhin darin, daß sie uns gestattet, aus dem Anfall selbst gewisse Schlüsse zu ziehen. Es müßte allerdings dann gefordert werden, daß es sich bei der Bewußtlosigkeit und den Krämpfen nicht nur um die Äußerung der akuten Hirnanämie im Sinne der bekannten Tierexperimente von Kußmaul, Tenner, Landois u. a. handelt, sondern um eine spezifische Reaktion der betreffenden Individuen auf die Hirnanämie in Form von epileptischen oder hysterischen Krämpfen. Dem widerspricht aber eine andere Arbeit von Oeconomakis[2]), der nicht nur bei Epileptikern und Hysterikern, sondern auch bei Gesunden Bewußtlosigkeit mit Krämpfen auftreten sah. Diese Beobachtung macht natürlich die Methode völlig wertlos. Ich persönlich verfüge über keine entsprechenden Beobachtungen, da ich an meinem Material aus gleich zu besprechenden Gründen keine derartigen Versuche vornehmen konnte.

Eine zweite durch Wagner von Jauregg angegebene Methode besteht in der subcutanen Injektion von Cocain. Nach Verabreichung von 0,02 Cocain. muriat. sollen innerhalb 12 Stunden bei Epileptikern typische, den sonstigen Anfällen gleichende Anfälle auftreten. Während des Krieges sind zwei Arbeiten erschienen, die sich mit diesen Untersuchungen beschäftigen: Jellinek[3]) konnte in etwa

---

[1]) Tsiminakis: Die Carotidenkompression bei Epilepsie und Hysterie. Wiener klin. Wochenschr. 1915, Nr. 44.

[2]) Oeconomakis: Über den diagnostischen Wert der durch Carotidenkompression hervorgerufenen epileptoiden Zustände. Mitt. i. d. Ath. Ärzteges. 24. 10. 1915.

[3]) l. c.

100 Fällen die Wirksamkeit des Mittels erproben: die Patienten reagierten aber nicht alle mit Anfällen, und eine ganze Anzahl bekam unangenehme cocainistische Nebenerscheinungen, wie Schwindel, Rauschzustände, Kopfschmerzen, Erbrechen, Beklemmung, Hitze, Herzklopfen, Temperatursteigerung. Ähnliche Beobachtungen berichten Levy und Pach[1]), bei welchen von 30 Epileptikern 17 mit typischen Anfällen reagierten. Kontrolleinspritzungen mit Wasser riefen keine Anfälle hervor, ebensowenig solche anderer vasoconstrictorischer Mittel.

Es kann also als sichergestellt gelten, daß wir im Cocain ein Mittel haben, um zu bestimmter Zeit bei Epileptikern Anfälle hervorzurufen, was hin und wieder, sofern die Beobachtung eines Falles selbst wirklich für die Diagnose wünschenswert erscheint, von Bedeutung sein kann. Eine gewisse Einschränkung erfährt die Methode einmal dadurch, daß das Mittel nicht in allen Fällen wirksam ist, und dann durch die unangenehmen cocainistischen Nebenerscheinungen, die es meiner Ansicht nach auch nicht ratsam erscheinen lassen, die Dosis etwa noch zu steigern und häufigere Injektionen vorzunehmen, wie Jellinek vorschlägt, um in allen Fällen Anfälle zu erzielen. Der Wert eines ärztlich beobachteten Anfalls ist doch nach meinen obigen Ausführungen nicht so hoch anzuschlagen, daß er die Nachteile, welche durch die Vergiftungserscheinungen gesetzt werden, kompensierte.

Es gilt das ganz besonders für unser jetziges Krankenmaterial, die Soldaten. Wir müssen ganz entschieden jeden unnötigen Eingriff vermeiden, der etwa gesundheitsschädigend wirkt, da wir zur Genüge erfahren haben, welch fruchtbaren Boden die Versicherungsgesetze für die hysterogene Fixierung an sich vorübergehender Beschwerden geschaffen haben. Diese Überlegungen haben mich auch abgehalten, ähnliche Versuche mit Cocaineinspritzungen und auch mit der Carotidenkompression auszuführen, wobei ich mich in Übereinstimmung mit Stier[2]) befinde, der die Methode auch ablehnt „schon wegen der Gefahr, daß an die Einspritzung und den dadurch erzeugten Anfall die Vorstellung, geschädigt und dadurch rentenberechtigt zu sein, sich anknüpft".

Und noch einer anderen Überlegung möchte ich hier Raum geben: Wenn ich auch über keine persönlichen Erfahrungen verfüge, so muß ich mir doch nach Kenntnis des ganzen hysterischen Mechanismus sagen, daß sicher auch Hysteriker, welchen Cocain injiziert wird, schon allein durch die Vorstellung, daß man möglicherweise von ihnen einen Anfall erwartet, mit einem solchen aufwarten werden.

[1]) Levy u. Pach: Militärärztliche Feststellung der Epilepsie. Ref. Neur. Zentralbl. 1916, S. 522.

[2]) Stier: Zur militärärztlichen Beurteilung nervöser Krankheitszustände, speziell der Epilepsie. Deutsche med. Wochenschr. 1916, Nr. 38/39.

Ich glaube also, daß wir die Methode unbedingt nur für solche Fälle aufheben sollen, bei welchen aus bestimmten Gründen die künstliche Hervorrufung eines epileptischen Krampfanfalls erforderlich ist.

Wenn ich mich mit der Betrachtung dieser am Anfall selbst anzustellenden Beobachtungen begnüge, so geht mit einer, durch die große Zahl der Fälle gesteigerten Sicherheit hervor, daß wir vielfach nicht in der Lage sein werden, aus den Anfallssymptomen allein, sei es, daß wir selber den Anfall zu sehen Gelegenheit hatten, sei es, daß uns nur eine Beschreibung zur Verfügung steht, oder wir uns nur auf Anfallsresiduen beschränken müssen, die Zugehörigkeit zur Epilepsie oder Hysterie zu erschließen. Wenn ich mich der Hocheschen[1]) Unterscheidung von Majoritäts- und absoluten Symptomen bediene, in dem Sinne, daß jene bei einer summierenden Betrachtung einer großen Zahl von Beobachtungen als prozentual häufigste Krankheitsäußerungen herausspringen, diese mit Sicherheit ohne weiteres die Richtigkeit der Diagnose beweisen, so müssen wir zu dem Ergebnis kommen, daß es mit Ausnahme vielleicht des Babinskischen Phänomens kein einziges absolutes Symptom gibt. Dieses für unsere diagnostische Sicherheit recht ungünstig erscheinende Bilanzresultat wird natürlich in praxi dadurch kompensiert, daß es eben im einzelnen Fall durch eine Häufung von Majoritätssymptomen doch in recht weitgehendem Maße gelingt, die Entscheidung nach der einen oder anderen Seite zu lenken. Ein gewisses Gefühl der Unsicherheit werden wir aber wohl trotzdem nicht unterdrücken können, das bei dieser Materie im Gegensatz zu sonstiger Erfahrung derjenige am intensivsten empfinden wird, welcher die meisten Beobachtungen zu machen Gelegenheit hatte: wird diesen doch die Erinnerung an die unendliche Fülle der Verlaufsmöglichkeiten des einzelnen Anfalls immer wieder erneut zur Vorsicht mahnen.

Es wäre aber vollkommen unlogisch, hieraus etwa auf eine Wesensverwandtschaft von Hysterie und Epilepsie zu schließen. Schon Hoche sagt 1902: „Wenn zwei Nervenkrankheiten existieren, die wir mit gutem Grund auf eine ganze Reihe tatsächlicher Momente hin als wesensverschieden ansehen, so folgt aus der Identität eines einzelnen Symptomes nur, daß dasselbe zur differentialdiagnostischen Trennung evtl. unbrauchbar ist, nicht aber, daß damit die Existenz eines Grenzgebietes bewiesen ist, in dem eine wirkliche Mischung der beiden Neurosen stattfindet.“ Diese rein rationale Überlegung besteht natürlich auch heute zu Recht, wo die erweiterte Erfahrung uns das Fehlen

---

[1]) Hoche: Die Differentialdiagnose zwischen Epilepsie und Hysterie. Berlin-Hirschwald 1902.

absolut gültiger Anfallssymptome noch deutlicher vor Augen geführt hat. Wir werden hierdurch aber keineswegs zu einer Revision unserer Anschauungen über Epilepsie und Hysterie geführt, vielmehr nur darauf hingewiesen, in erhöhtem Umfange auf außerhalb des einen, wenn auch noch so aufdringlichen Symptoms, nämlich des Anfalls selbst, gelegene Umstände zu achten. Man hat aus begreiflichen Gründen dem Anfall selbst eine viel zu große differentialdiagnostische Bedeutung zugesprochen; er ist nicht mehr als ein, die Aufmerksamkeit des Laien natürlich in erster Linie in Anspruch nehmendes Symptom der Erkrankung, das auch, sofern es ärztliche Hilfe notwendig macht, den Arzt zunächst interessiert; für eine wissenschaftliche Betrachtung der Erkrankung selbst spielt sein Studium aber, wie die Kriegsbeobachtungen gezeigt haben, eine weit untergeordnetere Rolle als sonstige Momente, welche die ganze Vorgeschichte inkl. Familiengeschichte, die körperliche und psychische Verfassung in der anfallsfreien Zeit und den Zeitpunkt des Auftretens der Anfälle bzw. ihre Abhängigkeit von äußeren Ereignissen betreffen.

Der Erforschung und Betrachtung dieser Umstände muß in weit ausgedehnterer Weise und viel gründlicher als es bisher der Fall war, nachgegangen werden, wollen wir nicht das für die Erkenntnis so vorzüglich geeignete Material ungenutzt vorübergehen lassen. Diese Gesichtspunkte sollen den zweiten Teil meiner Ausführungen umfassen.

II.

Wir werden den Stoff am zweckmäßigsten in der Weise gruppieren, daß wir ihn nach folgenden Gesichtspunkten betrachten:

Epileptische Äußerungen

1. bei schon vor der Einstellung sicher vorhanden gewesener Epilepsie,
2. bei Epilepsie, die schon vor der Einstellung vorhanden war, sich aber nicht in grobsinnfälliger Weise geäußert hat,
3. bei Leuten, deren Familien- und Vorgeschichte sie als nervös Disponierte bezeichnen läßt,
4. bei Leuten ohne jegliche Disposition.

Eine kritische Betrachtung dieser 4 Gruppen wird mit Notwendigkeit dahin führen, zu der vielumstrittenen Frage der Einteilung des ganzen Epilepsiegebietes Stellung zu nehmen. Ich wies schon oben darauf hin, daß eigentlich keine Einteilung restlos befriedigt. Die Ursachen hierfür und für die Tatsache, daß die besten unserer Forscher, wie es bei der letzten großen Besprechung der Epilepsie auf der VI. Jahresversammlung der Gesellschaft deutscher Nervenärzte erst kürzlich 1912 in den Referaten von Binswanger und Redlich zutage trat, zu verschiedenen Resultaten kamen, liegt meiner Ansicht nach weniger in Meinungsverschiedenheiten über die einzelnen Äußerungen der Epilepsie oder der bisher bekannten ätiologischen Faktoren oder ihres anatomischen Substrates, als vielmehr in prinzipiell vorhandenen Schwierigkeiten. — Diese finden sich einmal in dem von Redlich mit „epileptische Reaktionsfähigkeit“ bezeichneten Begriff, und dann in der Tatsache, daß es eben alle möglichen exogenen Momente gibt, wozu in diesem Zusammenhang auch alle, zwar im Körper, aber außerhalb des Gehirns als solchen gelegenen Umstände, also z. B. Stoffwechselanomalien, gerechnet werden müssen, die, uns zum Teil noch unbekannt, und in jedem einzelnen Fall uns nicht immer erkennbar, eine epileptische Äußerung herbeiführen können. Mit dem Begriff der „epileptischen Reaktionsfähigkeit“ ist nur dann etwas anzufangen, wenn wir darunter eine bestimmte Disposition verstehen, nämlich die zu der Krankheit Epilepsie. Drücken wir aber mit ihm nicht mehr aus, als daß das Gehirn auf Schädigungen aller Art mit Krämpfen, mit Bewußtseinstrübungen usw. reagiert, so bringt uns das in der eigentlichen Epilepsiefrage nicht weiter. Darauf, daß das Gehirn aber eben kraft seiner Beschaffenheit immer und bei jedem Menschen diese Reaktionsfähigkeit hat, beruhen die Schwierigkeiten einer allen vorkommenden Möglichkeiten gerecht werdenden Einteilung. Und da der exogenen Möglichkeiten, welche bei dieser Reaktionsfähigkeit irgendwann einmal einen epileptiformen Anfall zur Folge haben können, Hunderte sind, werden wir derartige Krämpfe usw. von vornherein von der eigentlichen Krankheit Epilepsie trennen müssen, wollen wir zu einer brauchbaren Umgrenzung des Epilepsiebegriffes kommen.

Unter diesen Voraussetzungen werden wir auf Grund prinzipieller Erwägungen nur zu folgender Dreiteilung des ganzen Epilepsiegebietes gelangen können:

Epilepsie kann entstehen:

1. Als Folge einer abnormen Gehirnanlage, die in sich die Bedingungen für die Weiterentwickelung eines pathologischen Gehirnprozesses trägt; dieser Prozeß führt in seiner Fortentwicklung zu den einzelnen epileptischen Äußerungen, ohne daß irgendwelche exogenen (in obigem Sinne extracerebralen) Momente eine Rolle spielen;

2. als Folge einer abnormen Gehirnanlage, die an sich noch nicht geeignet ist, epileptische Äußerungen in die Erscheinung treten zu lassen; hierzu sind exogene Momente nötig;

3. als Folge der Einwirkung exogener Momente auf ein in seiner Konstitution völlig normales Gehirn.

In eine dieser 3 Gruppen müssen sich alle epileptischen Äußerungen einreihen lassen.

Suchen wir über den von diesen 3 Gruppen gebildeten Kreis eine der bisherigen Einteilungsfiguren vergleichend zu decken, so sehen wir, daß in der 3. Gruppe alle die Fälle unterzubringen sind, die wir im weitesten Sinne als symptomatische Epilepsie bezeichnen, wie Arteriosklerose, Hirnsyphilis, Paralyse, Hirntumor, Encephalitis, Geburtstraumen, spätere Gehirnverletzungen, toxische Einwirkungen usw., also für das Gehirn exogene Schädigungen, welche es in einen Zustand versetzen, dessen Äußerung neben anderen Symptomen epileptische Erscheinungen sind. Diese dritte Gruppe bietet unserer diagnostischen und pathogenetischen Erkennung die geringsten Schwierigkeiten. Diese beginnen erst bei der ersten und zweiten Gruppe, die in der Hauptsache das umfassen, was wir mit genuiner Epilepsie bezeichnet haben. Wenn wir die aus prinzipiellen Überlegungen heraus zu fordernde Teilung der genuinen Epilepsie auf diese 2 Gruppen jetzt noch nicht vornehmen können, so hindert uns daran einmal die Tatsache, daß sich geringgradige Bildungsanomalien des Gehirns durch keinerlei markante Symptome körperlicher oder psychischer Art kenntlich zu machen brauchen, und dann die schon oben erwähnte Schwierigkeit, im einzelnen Falle die wirkende exogene Schädigung nachzuweisen, bzw. eine solche überhaupt auszuschließen. Doch das sind nur Schwierigkeiten, die hin und wieder einer praktischen Diagnostik im Wege stehen mögen, die pathogenetische Forschung vermögen sie nicht zu hindern. Je „liebevoller“ das Studium ist, das wir auf die anatomische Durchforschung epileptischer Gehirne verwenden, in um so größerer Zahl treten geringgradige Bildungsanomalien des Gehirns zutage, so daß wir beinahe auf Grund der Empirie schon jetzt in der Lage sind, die Berechtigung der Gruppen 1 und 2 anzuerkennen; allerdings wohl nur insoweit, als wir den für Gruppe 1 aus dieser abnormen Anlage heraus sich entwickelnden Prozeß noch nicht von den möglicherweise nur als Folgeerscheinung der epileptischen Äußerungen, d. h. der Einwirkung exogener Schädigungen auf das abnorme Gehirn aufzufassenden Gehirnveränderungen, wie Randgliose oder Ammonshornsklerose trennen können. So wird man einstweilen der Abgrenzung dieser Gruppe 1 noch etwas problematisch gegenüberstehen dürfen, wenn man ihre Nichtberechtigung auch nicht aus der Nichterfüllung einer anatomischen Forderung wird ableiten dürfen; denn um mit Wohlwill[1]), der sich kürzlich an der Hand zweier anatomisch genau untersuchter Epilepsiefälle mit Entwicklungsanomalien des Gehirns zu dieser Frage auch geäußert hat, zu reden, „hieße es doch, zum Maßstab der Einteilung die menschliche Unkenntnis und Unfähigkeit machen“. Ich bin durchaus der gleichen Meinung, wie er, wenn ich annehme, daß diese Anomalien der Gehirnanlage eher im Sinne meiner Gruppe 2 ihre Hauptbedeutung haben. Dieser anatomischen Beschaffenheit würde auf klinischem

[1]) Wohlwill: Entwicklungsstörungen des Gehirns und Epilepsie. Zeitschr. f. d. ges. Neurol. u. Psych. **33**, Heft 3 u. 4. 1916.

Gebiet am besten der Begriff der epileptischen Reaktionsfähigkeit entsprechen. Und je mehr sich das klinische Forscherinteresse der pathologischen Physiologie zuwenden wird, um so ausgedehnter wird die Kenntnis der Stoffwechselveränderungen werden, auf Grund welcher wir in dieser Gruppe einzelne Unterabteilungen unterscheiden können werden.

So werden uns die verschiedenartigsten, bei Epilepsie bekannten degenerativen, neuropathischen Stigmata in der Kindheit des betreffenden Patienten, mancherlei psychische Abnormitäten, gewisse körperliche Bildungsanomalien durch die abnorme Gehirnanlage erklärt, und andererseits die anfallsweise Wiederkehr der körperlichen und psychischen epileptischen Äußerungen durch die Reaktion dieses Gehirns auf extracerebral gelegene Reize unserm Verständnis nahegebracht. Gleichzeitig sehen wir aber auch in dieser Wechselwirkung den Schlüssel zu der Wirksamkeit exogener, d. h. außerhalb des Körpers gelegener Schädigungen somatischer und psychischer Art, wie sie uns gerade der Krieg gezeigt hat, und zwar in fast elektiver Weise unter Bevorzugung der Patienten, deren abnorme Gehirnanlage aus verschiedenen Momenten erschlossen werden konnte.

Bei der nun folgenden Zusammenstellung sind, um einwandfreie Schlüsse über das Entstehen der Epilepsie im Kriege, bzw. ihre Beeinflussung durch den Krieg ziehen zu können, nur solche Fälle aufgenommen, über deren Zugehörigkeit zur Epilepsie nach unseren jetzigen Anschauungen keine Zweifel bestehen können. Deshalb sind alle die Zustände nicht mit aufgeführt, die, wie die Affektepilepsie (Braatz), Reaktivepilepsie (Bonhöffer), Psychasthenie (Oppenheim) der echten Epilepsie nur angegliedert sind, die aber, wie in einer zweiten weiteren Arbeit gezeigt werden soll, in die Gruppe der psychogenen Anfälle gehören. Wenn ich die posttraumatische Epilepsie, soweit sie durch grobe Kriegstraumen (Hirnschüsse, Hirnquetschungen) entstanden ist, auch nicht mit in den Kreis meiner Betrachtungen gezogen habe, so glaubte ich doch die Fälle mit anführen zu sollen, die auf länger zurückliegende Gehirnschädigungen traumatischer Natur zu beziehen waren, die also mit ihrer posttraumatischen Epilepsie in den Krieg hineingegangen waren, weil es mir interessant erschien, den Einfluß exogener Schädigungen auf diese Form der Epilepsie im Gegensatz zu der sogenannten idiopathischen zu studieren. Auch die mit Alkoholismus des Patienten zusammenhängende Epilepsie habe ich mit einbezogen, einmal, weil mit Rücksicht auf die mannigfachen Wechselwirkungen von Epilepsie und Alkoholismus in allen solchen Fällen mit einem ab ovo minderwertigen Gehirn gerechnet werden muß, und dann, weil der Alkoholgenuß im Kriege ja mit zu den exogenen Schädigungen, die möglicherweise eine epileptische Äußerung zur Folge haben, zählt. Wieweit es gerechtfertigt erscheint, einzelne, in sehr großen Intervallen aufgetretene epileptische Äußerungen bei einem Individuum schon als Epilepsie zu bezeichnen, wird die kritische Betrachtung der mitgeteilten Fälle ergeben.

I. Abteilung.

Sichere, schon vor der Einstellung vorhanden gewesene Epilepsie (32 Fälle).

1. Zunahme im Dienst (5 Fälle).
2. Keine Zunahme im Dienst (23 Fälle).
3. Posttraumatische Epilepsie (4 Fälle).

Gruppe I.

(Zunahme im Dienst.)

Ohne daß man schon von Affektepilepsie (Braatz), Reaktivepilepsie (Bonhöffer) oder überhaupt einer besonderen Abart der Epilepsie zu sprechen braucht, begegnet uns bei objektiver Aufnahme der Anamnese eine ganze Anzahl von Patienten, die von einer gewissen Steigerung der Häufigkeit ihrer Anfälle durch körperliche Anstrengungen und seelische Erregungen sprechen. Und so sehr wir für das Gros der Epilepsie gerade die Unabhängigkeit von äußeren Einflüssen als Charakteristikum ansehen müssen, so wenig wird es uns bei der Auffassung der Epilepsie, wie sie oben skizziert ist, als einer aus 2 Faktoren resultierenden Erkrankung, der „epileptischen Reaktionsfähigkeit" des Gehirns und einem auf dieses sensibilisierte Gehirn einwirkenden Reiz verschiedener Provenienz wunder nehmen, daß die Reizmomente, die an sich vielleicht nur alle 4 Wochen zu einer solchen Höhe angeschwollen sind, daß sie zu einem Anfall führen, durch Addierung toxischer Produkte nach starker körperlicher Anstrengung oder seelischen Irritationen schon früher zu einer, die Reizschwelle des Gehirns übersteigenden Höhe angewachsen sind, und so vielleicht zu in 14tägigen Intervallen auftretenden Anfällen Veranlassung geben. Daß derartige Patienten dann auch durch die Strapazen des militärischen Dienstes eine vorübergehende Zunahme ihrer epileptischen Äußerungen erfahren werden, erscheint verständlich.

Zur Illustrierung mögen 2 Fälle dienen:

1. H., 19 J. Keine Belastung. Bettnässen bis in die Schulzeit. Schule gut. Von 15 Jahren ab Anfälle mit Bewußtseinsverlust und Krämpfen. Dabei meist Stuhlabgang. Keine Zungenbisse, keine Aura. Völlige Amnesie für die Anfälle. Merkt nur an Kopfschmerzen und gelegentlichen Verletzungen, daß er einen Anfall gehabt hat. Die Anfälle treten in Intervallen von Tagen bis Monaten auf und werden durch körperliche Anstrengungen und seelische Erregungen begünstigt. Häufige Absencen. „Verliert momentan die Gedanken", sieht starr vor sich hin, gibt keine Antwort.

Während der ersten 6 Wochen des militärischen Dienstes kein Anfall. Nach einer Kontusion des Knies im Lazarett mehrere typische Anfälle. Zur Truppe zum Arbeitsdienst entlassen; dort Häufung der Anfälle, in letzter Zeit fast täglich 1 Anfall. Im Lazarett keine Anfälle (14 Tage lang).

Obj.: Femininer Habitus. Verlangsamung des Gedankenablaufes, sonst psychisch o. B. Bei mir (über 4 Wochen) keine Anfälle.

2. S., 25 J. Familienanamnese o. B. Seit dem 16. Jahre Anfälle, die mit einem „Gefühl von Durchschütteln des Körpers" beginnen, dann mit Bewußtlosigkeit und Krämpfen einhergehen. Dabei Verletzungen und jedesmal Zungenbiß. Anfälle kamen immer im Anschluß an körperliche Überanstrengungen. In den ersten Tagen traten etwa 3 Anfälle im Jahre auf, später nur einer. Tat aber nur ganz leichte Arbeit.

Gleich am ersten Tage der Einziehung Anfall (der erste seit 1 Jahr). In den 3 nächsten Wochen im Lazarett keine Krämpfe, aber nächtliche Anfälle von heftigem Kopfweh. Während der folgenden 5 Monate, wo er nur Arbeitsdienst tat, noch 2 Anfälle.

Obj.: Im Lazarett ein nächtlicher kurzer Krampfanfall mit kleinem Zungenbiß.

In beiden Fällen charakterisieren sich also die Krampfanfälle durch ihre Begünstigung von körperlichen Anstrengungen oder seelischen Erregungen. Beide Momente haben im ersten Fall zu einer recht erheblichen Zunahme der Anfälle geführt, die aber nur durchaus vorübergehender Natur war, da entsprechend meiner oben ausgesprochenen Auffassung der Genese dieser Epilepsieformen mit dem Fortfall der irritierenden Momente, im Lazarett während einer 7wöchigen Beobachtung (ohne Anwendung irgendwelcher Medikamente) auch keine Anfälle mehr auftraten. — Im zweiten Falle war die Zunahme weit geringer und entsprach etwa nur der Häufigkeit der Anfälle, wie sie in den ersten Jahren des Leidens bei dem Patienten beobachtet wurde.

Von einer solchen, eigentlich nur relativen Zunahme kann auch in 2 weiteren Fällen gesprochen werden:

3. B., 36 J. Ein Onkel geisteskrank. Seit dem 10. Jahre Anfälle, meist abends im Bett, bald mit voller Bewußtlosigkeit, bald nur mit leichter Bewußtseinstrübung; entsprechend kam es zu eigentlichen Krämpfen oder nur kurzen Zuckungen. In den ersten Jahren kamen die Anfälle fast täglich, vom 18. Jahre ab nur ca. 6mal im Jahr. In den letzten $2^1/_2$ Jahren kein Anfall; bisweilen Absencen.

In den ersten 4 Wochen seiner Ausbildung kein Anfall, dann im Anschluß an eine heftige psychische Erregung auf dem Schießstand „Ohnmachtsanfall" ohne Krämpfe. Tat weiter Dienst. 8 Tage später im Bett ohne äußere Veranlassung Krampfanfall. In der Folgezeit wieder häufiger (alle 2—3 Wochen) kurz dauernde Bewußtseinstrübungen verschiedenen Grades, bald mit, bald ohne Krämpfe, etwa in der Art, wie vor seiner Einstellung. Abwechselnd Dienst, Revier und Lazarett. Auch während eines 14tägigen Heimaturlaubes 2 Anfälle.

Obj.: Im Lazarett öfters (etwa alle 4—5 Tage) Zustände von mäßiger Bewußtseinstrübung, die mit Schwindel begannen, ca. 2—3 Minuten dauerten und häufig von kurzen Zuckungen begleitet waren. Hinterher Kopfschmerzen, daneben auch Absencen.

4. R., 21 J. Beide Eltern starke Trinker. Uneheliches Kind. Schule schlecht. Mit 14 Jahren erster Krampfanfall, nachts, mit Zungenbiß und Urinabgang. Im ersten Jahre Anfälle alle 2 Tage, meist nachts, sehr häufig Zungenbisse, immer Urinabgang. Mit 19 Jahren setzten die Anfälle $^1/_2$ Jahr aus. Dann wieder Zunahme, wöchentlich etwa 2mal, dazwischen Pausen von 4 Wochen. Bemerkte Gedächtnisabnahme. Öfters Absencen.

Schon in den ersten Tagen des Dienstes Zunahme der Anfälle, kamen fast täglich vor.

Obj.: Differenz in der Entwicklung beider Körperhälften (links mehr als rechts), besonders deutlich in der Gesichtsbildung. Mehrere Zungenbißnarben. Träger Gedankenablauf, affektloses Verhalten, sehr geringe Kenntnisse. Im Lazarett nachts kurzer Krampfanfall mit Zungenbiß, nach dem er im bewußtseinsgetrübten Zustande im Zimmer umherlief.

In den Fällen 3 und 4 handelt es sich also um Anfälle, die in der Anfangszeit des Leidens sehr häufig aufgetreten waren, dann an Häufigkeit zurücktraten, bei 3 sogar $2^1/_2$ Jahre völlig sistiert hatten, und durch psychische Erregungen (körperliche Strapazen lagen in beiden Fällen kaum vor) wieder auf die Höhe ihrer früheren Häufigkeit gebracht worden waren. Eine Steigerung über dieses Maß hinaus fand aber nicht statt. Es scheint mir in beiden Fällen bemerkenswert, daß die epileptischen Äußerungen hier in den ersten Jahren des Bestehens des Leidens ganz außerordentlich häufig in die Erscheinung traten. daß wir es also mit einer äußerst leichten Ansprechbarkeit des Gehirns zu tun haben: die erheblichen psychischen Veränderungen, (zumal in Anbetracht des jugendlichen Alters) in Fall 4, und die körperlichen Merkmale in Form einer deutlichen Differenz beider Körperhälften weisen zudem auf recht bedeutende Gehirnveränderungen hin.

Es bleibt schließlich noch 1 Fall übrig, der, streng genommen, gar nicht erwähnt werden sollte, da es sich um posttraumatische Entstehung von Anfällen handelt; wenn ich es doch tue, so geschieht es, weil die Gegenüberstellung verschiedener Traumata und ihrer Wirkungen hier den geringen Einfluß mancher exogener Momente recht deutlich zu demonstrieren geeignet ist.

5. R., 26 J. Mutter und eine Schwester leiden an Epilepsie. Litt vom 7. bis 13. Jahre an Krämpfen mit Urin-, bisweilen auch Stuhlabgang. Später sehr reizbar, mehrfach wegen Körperverletzung bestraft, stach auch einmal gegen den Bruder mit dem Messer. Neigung zu häufigem Stellungswechsel trotz günstiger äußerer Verhältnisse.

Seit Beginn des Krieges im Felde, dreimal verwundet, dabei einmal auch am Schädel durch Granatsplitter, dabei bewußtlos, aber keinerlei Folgeerscheinungen. Nach $1^3/_4$ jährigem Frontdienst im Unterstand verschüttet; dabei soll ihm ein Maschinengewehr auf den Kopf gefallen sein, bewußtlos, keine wesentlichen äußeren Verletzungen. Am folgenden Tage Krampfanfall, nach 8 Tagen zweiter Anfall. Während des Lazarettaufenthaltes (2 Monate) kein weiterer Anfall mehr.

Obj.: Geringe rechtsseitige Paresen, leichte Steigerung der r. Reflexe.

Das Interessante des Falles liegt darin, daß bei dem der Vorgeschichte nach zum mindesten epileptisch Disponierten, wenn nicht larviert Epileptischen, erhebliche, langanhaltende Kriegsstrapazen und selbst mehrfache Verwundungen, eine davon sogar am Schädel, keine Zunahme der epileptischen Äußerungen bewirkten; diese traten erst nach einem ziemlich schweren Kopftrauma auf, das, nach den körperlichen Symptomen zu urteilen, sogar die Läsion einer Hirnhemisphäre bewirkte, also eine Veranlassung, die auch ohne eine spezielle Disposition des Gehirns zum Auftreten von Krampfanfällen hätte führen können. Und auch dieses Wiederauftreten epileptischer Symptome war, wie die bisherige Beobachtung gezeigt hat, nur vorübergehender Natur.

Der Fall zeigt recht drastisch die große Unabhängigkeit der Epilepsie von exogenen Momenten, Genaueres darüber werden wir erst am Schlusse unserer Untersuchungen sagen können; wir können dieses Ergebnis aber auch rein schon nach dem numerischen Verhältnis dieser Gruppe I (5 Fälle) zu der Gruppe II (23 Fälle) vorwegnehmen, welche die Patienten betrifft, deren Epilepsie im Kriege keine Zunahme erfahren hat.

Diese

Gruppe II
(Keine Zunahme im Dienst)

will ich nach gewissen ätiologischen Gesichtspunkten geordnet besprechen, um zu zeigen, daß die genetisch verschiedenartigsten Formen der Epilepsie hinsichtlich der großen Unabhängigkeit von exogenen Momenten sich ziemlich gleichartig verhalten, ferner, um meinen oben bei der Schilderung der Anfallssymptome gemachten Ausführungen entsprechend darzulegen, wie wir, wo der Anfall selbst uns bezüglich der Differentialdiagnose im Stiche läßt, aus mancherlei sonstigen Beobachtungen und Erwägungen heraus die Diagnose zu stützen vermögen und dann, um an der Hand dieses nun einmal vorhandenen gut beobachteten Materials, die oben skizzierten Einteilungsbestrebungen zu fördern. Ich werde mich bei diesen Fällen kürzer fassen können, als bei der ersten Gruppe, da eine Zunahme der epileptischen Äußerungen im Dienst ja nicht statt hatte.

a) Nervöse Stigmata schon in der Kindheit.

Wenn ich hiernach eine besondere Untergruppe abgegrenzt habe, so geschieht es hauptsächlich mit Rücksicht darauf, daß wir diese nervösen Stigmata auch später bei den Fällen wiederkehren sehen werden, die vor dem Kriege keine manifesten epileptischen Erscheinungen boten; durch Vergleich mit den hier vorliegenden Beobachtungen werden wir dann aber in der Lage sein, zu jenen Fällen bezüglich der Frage der epileptischen Disposition Stellung zu nehmen.

6. K., 28 J. Ein Bruder nervös, leidet an Nachtwandeln. Bettnässen regelmäßig bis in die Schulzeit, auch jetzt noch hin und wieder. In der Schule sehr schwer gelernt. Seit der Schulzeit „Ohnmachtsanfälle", bald mit, bald ohne Aura, bei welchen er hinfällt, sich auch gelegentlich verletzt. Keine Krämpfe, keine Zungenbisse. Vor 7 Jahren wegen eines epileptischen Dämmerzustandes in Anstalt. Vor 5 Jahren nochmals Dämmerzustand.

Ging als Kriegsfreiwilliger ins Feld. Nach einem Jahr wegen eines epileptischen Dämmerzustandes, der ohne äußere Veranlassung aufgetreten war, zurück. Nach Abklingen desselben suchte er auf alle mögliche Art immer wieder ins Feld zu kommen. Später keine epileptischen Erscheinungen mehr.

Obj.: Euphorische Stimmung, verlangsamter Gedankenablauf. Weitschweifig in seinen Erzählungen. Deutliche Absencen.

7. H., 31 J. Vater litt an Anfällen. Bettnässen bis in die Schulzeit, mit 19 Jahren erster Krampfanfall; dabei Kopfverletzung. In den späteren Jahren im ganzen noch 5 Anfälle. Während der 2jährigen aktiven Dienstzeit keine Anfälle.

Im Felde keine Anfälle, auch nicht nach Lungenschuß. Erst nach Heilung desselben, nach 2 monatigem Lazarettaufenthalt typischer epileptischer Krampfanfall mit Zungenbiß und Pupillenstarre ohne äußere Veranlassung.

Obj.: Zungenbißnarben.

8. K., 25 J. Körperlich zurückgeblieben. Schon als Kind „Angstzustände". Deshalb später in die Schule. Sehr schwer gelernt. Außerordentlich vergeßlich. Seit dem 14. Jahre Anfälle, jedesmal mit Zungenbiß. Kamen in Abständen von 1—3 Wochen, manchmal auch 2 Anfälle an einem Tage.

Als Armierungssoldat ins Feld. Anfälle kamen in gleichen Intervallen wie früher.

Obj.: Mehrere Zungenbißnarben. Sehr stumpfes Wesen. Erschwerung des Gedankenablaufes und der Auffassung. Intellektuell sehr niedrig.

9. B., 20 J. Bettnässen bis zum 17. Jahr. Vor 2 Jahren erster Anfall. Meist Aura schon am Abend vorher; gegen Morgen dann Anfall mit Urinabgang und Zungenbiß. Kamen in Abständen von 14 Tagen bis mehreren Monaten. Bisweilen auch nur Anfälle von Schwindel mit Beklemmungsgefühl.

Während seines $^3/_4$ jährigen Dienstes (auch im Felde) nur 3 Anfälle, jedesmal ohne äußere Veranlassung, der letzte im Schlaf.

Obj.: Außer einer gewissen Verlangsamung aller Denkvorgänge nichts Besonderes. Keine Anfälle.

Die bei dieser Gruppe zutage tretenden nervösen Stigmata in Form von Bettnässen, schlechtem Vorwärtskommen in der Schule, Angstzuständen usw. (die wir bei späteren Epilepsiefällen immer wieder finden werden) charakterisieren diese Patienten, ohne daß sonstige ätiologische Gesichtspunkte zu eruieren wären, wenn ich mich vorsichtig ausdrücken will, als nervös Gekennzeichnete. Es liegt mir fern, die nervösen Stigmata irgendwie überzubewerten; die neueren Forschungen haben ja zur Genüge gezeigt, daß man mit diesen Symptomen und dem Moment der „erblichen Belastung" weniger freigebig hinsichtlich der Charakterisierung der nervösen Minderwertigkeit umzugehen hat, auch hat uns andererseits der Krieg gelehrt, daß die Voraussetzung einer hysterischen Reaktionsweise nicht eine sich vorher irgendwie kenntlich machende hysterische Disposition zu sein braucht. Wo aber der weitere Entwicklungsgang eines Menschen, wie hier, epileptische Erscheinungen zutage fördert, dürfen wir doch wohl in den genannten Stigmatis schon die Äußerungen der nervös minderwertigen Anlage erblicken. Wie gesagt, diene diese Feststellung nur zum Ausgangspunkt späterer Betrachtungen über die Patienten, welche zum ersten Male im Felde epileptisch erkrankten.

Hinweisen möchte ich bei diesen Fällen nur noch auf 2 Momente, welchen wir auch später begegnen werden; das ist einmal eine Charaktereigentümlichkeit vieler Epileptiker, die mir gerade jetzt im Kriege aufgefallen ist, nämlich ihre „Kriegsfreudigkeit". Es ist entschieden bemerkenswert — und ganz besonders zu dem gerade entgegengesetzten Verhalten aller Hysteriker ins Auge springend —, daß Epileptiker ihr Leiden häufig zu verheimlichen suchen, um aus dem Felde nicht in die Heimat zurückgeschickt zu werden; sie benutzen auch nicht die Gelegenheit einer Verletzung, um etwa beim Ersatztruppenteil zu bleiben; sie drängen im Gegenteil immer wieder ins Feld und müssen ärztlicherseits zurückgehalten werden. Wir werden in dieser Hinsicht noch charakteristischere Fälle sehen als Fall 6. Ich stehe übrigens mit dieser Beobachtung nicht allein; Steiner[1]) äußert sich ganz ähnlich: „Der echte Epileptiker betrachtet seine Krampfanfälle sehr häufig als ein zu verheimlichendes Leiden; er meldet sich nicht gern krank, häufig muß ihm das Krankmelden direkt von seinen Vorgesetzten befohlen werden. Ist er im Lazarett aufgenommen, so will er möglichst bald wiederhergestellt sein, um sofort wieder zu den Kameraden an die Front zurückkehren zu können."

Das zweite ist die Unabhängigkeit der Anfälle oder anderer epileptischer Äußerungen von akuten äußeren Momenten. Schon Fall 5 führt uns das vor Augen, und Fall 7 ist ein weiterer Beweis dafür, wo ein Lungenschuß keine Anfälle zur Folge hatte, die vielmehr viel später ohne jeden äußeren Anlaß auftraten. Auch alle anderen Fälle dieser Gruppe sprechen für die weitgehende Bedingtheit der epileptischen Äußerungen durch innere Momente.

b) In frühester Kindheit gehirnkrank oder Krämpfe.

10. W., 30 J. Vater an „Gehirnschlag" gestorben. Schon als kleines Kind Krämpfe, die sich im 5. Jahre verloren. Mit 15 Jahren stellten sie sich wieder ein. Die Anfälle kommen unabhängig von äußeren Veranlassungen, meist nachts, in Pausen von 1 bis mehreren Wochen. Immer Zungenbisse.

Während $1^1/_4$jähriger Dienstzeit (auch im Felde), während welcher er alle

---

[1]) Steiner: Neurologie und Psychiatrie im Kriegslazarett. Zeitschr. f. d. ges. Neur. u. Psych. **30.** 1915.

Strapazen mitmachte, kamen die Anfälle nicht häufiger, eher seltener, immer nachts, immer ohne äußere Veranlassung.

Obj.: Keine Besonderheiten.

11. H., 34 J. Ein Bruder leidet an Epilepsie. Als kleines Kind Krämpfe, die später wieder aufhörten, Bettnässen bis zum 13. Jahre. In der Schule sehr schlecht gelernt. Mit 15 Jahren traten die Anfälle wieder auf, kamen ein- bis zweimal im Monat; meist Verletzungen und Zungenbiß.

Während der 7 monatigen Dienstzeit (auch im Felde) kamen die Anfälle nicht häufiger.

Obj.: Typischer epileptischer Anfall mit Zungenbiß und Pupillenstarre.

12. Z., 25 J. Ein Onkel, ein Bruder, eine Schwester sind epileptisch. Bettnässen bis zum 16. Jahre. Als Kind will er eine akute Gehirnkrankheit mit Krämpfen gehabt haben. Seit dem 11. Jahre Anfälle, die mit einem Gefühl von Lähmung der linken Körperhälfte beginnen und mit Bewußtlosigkeit und Krämpfen einhergehen. Die Anfälle kommen in Zwischenräumen von wenigen Tagen bis mehreren Wochen. Eine zunehmende Schwerbesinnlichkeit ist ihm schon selbst aufgefallen.

Während der $^1/_2$jährigen Dienstzeit kamen die Anfälle nicht häufiger als bisher.

Obj.: Äußerst lebhafte Sehnenreflexe, beiderseits Patellarklonus. Hier wurden 2 kurze Anfälle beobachtet, die unabhängig von äußeren Ereignissen eintraten.

13. W., 32 J. Vater leidet an Anfällen. Er selbst hat Anfälle seit frühester Kindheit tags und nachts, meist mit Aura, wenig Krämpfe, dabei aber einmal fast ertrunken, da er in einen Wassergraben fiel. Die Anfälle kamen früher alle paar Tage, in den letzten Jahren alle paar Monate. Dazwischen häufig anfallsweise auftretende Schwindelzustände und Absencen.

Sowohl während seiner ersten Einziehung (3 Monate) wie auch während seiner zweiten (auch im Felde) kamen die Anfälle nicht häufiger, waren unabhängig von Beschießungen oder sonstigen äußeren Anlässen.

Obj.: O. B.

Das den 4 Fällen Gemeinsame sind die in frühester Kindheit aufgetretenen Krämpfe, von welchen wir allerdings nur in einem Fall (12) sagen können, daß sie der Ausdruck einer abgelaufenen akuten Gehirnaffektion gewesen sind. Abgesehen von den diesbezüglichen Angaben des Patienten in diesem Falle, haben wir noch weitere Anhaltspunkte für eine derartige ätiologische Auffassung der Krämpfe in der Kindheit, wie überhaupt der späteren epileptischen Erscheinungen dieses Patienten in der Form der Aura (Gefühl von Lähmung der linken Körperhälfte) und in der fast pathologischen Lebhaftigkeit der Sehnenreflexe. Von den Kindheitskrämpfen der anderen 3 Fälle werden wir aber durchaus nicht mit Sicherheit ihre Abhängigkeit von gröberen cerebralen Veränderungen, wie sie etwa die Residuen einer Encephalitis darstellen, behaupten dürfen, sondern werden, wenn wir keine greifbaren körperlichen Symptome, wie bei Fall 12 in der Differenz der Entwickelung beider Körperhälften oder bei Fall 4 finden, immer an gewöhnliche spasmophile Krämpfe denken müssen.

Die Frage des Zusammenhanges von Spasmophilie und

Epilepsie ist ja schon vielfach ventiliert worden; und wenn die Ergebnisse langer Untersuchungsreihen auch gezeigt haben, daß eine Spasmophilie in der Kindheit durchaus nicht von einer echten Epilepsie gefolgt sein muß, so dürfen wir die Krampfdisposition in der Kindheit doch immerhin als Ausdruck einer angeborenen nervösen Minderwertigkeit betrachten. Thiemich hat das Schicksal 53 eklamptischer Kinder bis an das Ende der Schulzeit verfolgt und konnte zeigen, daß nur $^1/_3$ der Kinder frei von geistigen Defekten blieb. H. Vogt prüfte die Frage auf dem umgekehrten Wege, indem er feststellte, ein wie großer Prozentsatz ausgesprochen schwachsinniger Kinder in der ersten Lebenszeit spasmophile Erscheinungen geboten hatte; es ergaben sich Zahlen von 27 bis 39%, die doch den engen Zusammenhang von Spasmophilie mit endogen-degenerativen Zuständen des Nervensystems sehr deutlich beleuchten. Auch Aschaffenburg hat auf diese Tatsache hingewiesen.

Daß zwischen den Kindheitskrämpfen und dem eigentlichen ersten Einsetzen der Epilepsie ein mehr oder minder langes Intervall bestehen kann, ist kein differentialdiagnostisch zu verwertendes Moment; und wir sehen auch, daß in Fall 12, wo wir mit dem Vorliegen eines encephalitischen Prozesses rechnen dürfen, die Epilepsie erst mit dem 11. Jahr einsetzte.

Zur Abgrenzung von psychogenen Anfällen werden wir das Vorkommen von Krämpfen in der Kindheit, soweit meine diesbezüglichen Erfahrungen reichen, nicht gebrauchen können, da wir auch in der Vorgeschichte dieser Patienten Kindheitskrämpfe, wenn auch seltener als bei Epileptikern finden; es entspricht das ja nur der eben genannten Auffassung, daß Spasmophilie nicht als eine Vorläuferin der Epilepsie, sondern nur als ein Indicator für nervöse Disposition anzusehen ist. Sehr wohl aber werden uns diejenigen Kindheitskrämpfe, die nach den oben genannten Indizien nicht als spasmophil, sondern als Ausdruck eines Gehirnprozesses angesprochen werden müssen, in der Differentialdiagnose zu psychogenen Krämpfen eine sehr wesentliche Stütze sein.

Auf die Bedeutung des bei der Gruppe a) schon besprochenen neuropathischen Stigmas, des Bettnässens, weisen auch die Fälle dieser Gruppe hin. Ebenso möchte ich jetzt schon das familiäre Vorkommen von Epilepsie und anderen Gehirnerkrankungen betonen, worüber später bei Gruppe d) noch näher zu sprechen sein wird.

c) Alkoholismus der Eltern.

14. H., 41 J. Vater starker Trinker. Bettnässen bis zum 15. Jahre. In der Schule sehr schlecht gelernt. Mit 19 Jahren erster Anfall: kurze Aura, bewußtlos, Zungenbiß, Verletzungen; tags und nachts. Kamen ca. alle 2—3 Monate, setzten auch einmal 2 Jahre ganz aus. Während der aktiven Dienstzeit keine Anfälle.

Während des 1jährigen Frontdienstes traten die Anfälle nicht häufiger auf.

Obj.: Psychisch Verlangsamung aller Denkvorgänge. Ein typischer epileptischer Anfall im Lazarett ohne Einwirkung exogener Momente.

15. M., 30 J. Vater Trinker. Mutter in Irrenanstalt gestorben. Eine Schwester nervös. In der Schule schlecht gelernt. Seit dem 14. Jahre Krampfanfälle, ca. alle $^1/_2$ Jahre auftretend. Mitunter Dämmerzustände, in welchen er von der Arbeit fortlief. Poriomanische Zustände. Alkoholintolerant. Auf Alkoholgenuß Zunahme der Anfälle.

Bald nach der ersten Einziehung wegen eines epileptischen Dämmerzustandes entlassen.

Bei der zweiten Einziehung während des $^3/_4$jährigen Frontdienstes nur ein Anfall.

Obj.: Stumpfes Wesen, bisweilen gereizt.

16. B., 22 J. Vater Trinker. 6 Geschwister haben lange an Bettnässen gelitten. In der Schule schwer gelernt. Seit dem 14. Jahre Krampfanfälle; Aura in Form von Schmerzen im rechten Auge, dann Schwindel, der Kopf dreht sich nach rechts, er bekommt Schmerzen in der ganzen rechten Seite, zittert, wird dann bewußtlos; Zungenbisse, Verletzungen. Anfälle kommen ca. alle 8 Tage tags und nachts. Zuweilen Absencen.

Anfälle blieben im Dienst ($^1/_2$ Jahr an der Front) gleich.

Obj.: Rechte Gesichtshälfte deutlich zurückgeblieben. Psychisch stumpf, interesselos.

Der Alkoholismus der Eltern, nach den bekannten Statistiken (Bourneville, Mönkemöller, Féré, Sichel, Pilcz, Plaut) eine der häufigsten Ursachen der Epilepsie, spielt bei meinen Fällen, wenigstens als einzige Ursache, eine auffallend geringe Rolle. Über die Wirkungsweise des Alkoholismus der Erzeuger auf die Entstehung der Epilepsie (Zeugung im Rausch im Sinne einer akuten Keimschädigung, oder chronische Keimschädigung durch die dauernde Gifteinwirkung, oder Vererbung der nervösen Minderwertigkeit, die schon die Grundlage des Alkoholismus der Eltern war) hier näher zu sprechen, verbietet die geringe Zahl der hierher gehörigen Fälle.

Recht lehrreich ist aber der Fall 16, insofern Anomalien der körperlichen Entwicklung (Differenz der Gesichtshälften) und hiermit übereinstimmende Aura und Lokalisation der Krämpfe (Beginn mit Schmerzen im rechten Auge, dann der rechten Seite, dann Drehen des Kopfes nach rechts) auf einen in der linken Hirnhemisphäre zu lokalisierenden Prozeß hinweisen. Eine derartig lokalisierte Schädigung läßt sich natürlich nicht mit dem väterlichen Alkoholismus in Zusammenhang bringen, so daß wir, wenn uns auch keine diesbezüglichen anamnestischen Daten darauf hinweisen, doch mit einem abgelaufenen encephalitischen Prozeß rechnen dürfen, der das an sich schon minderwertige Gehirn noch weiterhin geschädigt hat. Derartige Fälle, wo durch mehrere Symptome unser Augenmerk auf die Schädigung einer Hirnhemisphäre gelenkt wird, rücken die Bedeutung einer Differenz der Entwicklung beider Körperhälften für die Pathogenese und die Diagnose der Epilepsie (Redlich) doch sehr in den Vordergrund. Man wird eben, gestützt durch die eindeutige Auffassung solcher Fälle, wie 16, auf dieses Symptom auch dann diagnostisch rekurrieren können, wenn es als einziges auf eine lokalisierte Hirnschädigung hinweist; wenn man darauf achtet — was unbedingt nötig ist, da die Differenzen relativ gering sind —, so findet man doch in einer gar nicht so kleinen Zahl (der Krieg hat in dieser Beziehung meine Friedenserfahrungen nur bestätigt) solche Unterschiede.

Auch an diesen Fällen möchte ich wieder auf die Bedeutung der Stigmata des Bettnässens und schlechten Vorwärtskommens in der Schule hinweisen als die Zeichen einer minderwertigen Gehirnanlage, auf deren Basis dann die eigentliche Epilepsie erwachsen ist. Sehr lehrreich in dieser Hinsicht ist Fall 16, wo die keimschädigende Wirkung des Alkoholismus oder die Forterbung der minderwertigen nervösen Anlage sich nicht nur bei dem Patienten selbst, sondern auch bei 6 seiner Geschwister zeigt, die alle lange an Bettnässen litten und in der Schule schlecht fortkamen. Der Hinweis auf dieses Symptom ist deshalb wichtig, weil nur durch einen solchen Vergleich die Richtigkeit meiner späteren Ausführungen, wonach wir in Epileptikern, welche zum erstenmal im Felde einen Anfall bekommen haben, zur Epilepsie Disponierte zu erblicken haben, gestützt werden kann.

Die große Unabhängigkeit der epileptischen Anfälle von exogenen Momenten wird, abgesehen von dem Gleichbleiben der Häufigkeit der Anfälle während des Felddienstes in allen 3 Fällen, bei 14 am deutlichsten auch dadurch demonstriert, daß auch während der zweijährigen aktiven Dienstzeit keine Anfälle aufgetreten sind. Ich möchte diese Tatsache, die uns auch in Fall 7 begegnet ist, für die wir auch später noch Stützen finden werden, deshalb hervorheben, weil sie mehrfach in militärärztlichen Gutachten dazu benutzt worden ist, Anfälle als hysterisch zu bezeichnen, mit der Argumentierung, daß sich epileptische Anfälle während einer 2 oder 3jährigen Dienstzeit hätten bemerkbar machen müssen. Daß dieser Schluß unzulässig ist, zeigen diese Beobachtungen; ja ich möchte nach meinen Erfahrungen an Soldaten mit psychogenen Krampfanfällen sogar eher das Gegenteil behaupten, nämlich, daß das Ausbleiben von Krampfanfällen während der aktiven Dienstzeit eher für Epilepsie als für Hysterie spricht, da die exogen-emotionellen Momente des militärischen Dienstes bei entsprechend disponierten Individuen mit größter Wahrscheinlichkeit psychogene Anfälle hervorrufen werden.

d) Erbliche Belastung durch Epilepsie oder Geisteskrankheit.

17. H., 33 J. Vater und eine Schwester sind Epileptiker. Während der aktiven Dienstzeit gesund. Seit dem 24. Jahre Verstimmungen mit Arbeits-

unlust. Vor 5 Jahren erster Krampfanfall von typisch-epileptischem Verlauf, seither etwa alle 3—4 Monate, dazwischen Zustände von Petit mal, sich äußernd in Form von „Brustkrämpfen" mit kurzer Bewußtseinstrübung.

Im Felde erst nach $1^1/_4$ Jahren ein großer Krampfanfall in Ruhestellung, vorher mehrere Petit mal Zustände, nicht häufiger als früher.

Obj.: Ein typisch-epileptischer Krampfanfall aus dem Schlaf heraus.

18. R., 26 J. Ein Bruder und eine Schwester sind Epileptiker. Eine Schwester des Vaters geisteskrank. Mit 17 Jahren erster Anfall nachts mit initialem Schrei und Zungenbiß. Dann 2 Jahre Ruhe, dann 1 Jahr lang fast täglich Anfälle, dann wieder Abnahme bis zu Intervallen von $^1/_2$ Jahr. Immer Zungenbisse und grobe Verletzungen. Außerdem typische Absencen und Verstimmungen. Verheimlichte seine Anfälle, um weiter im Schuldienst bleiben zu können.

Während des $^1/_2$jährigen Dienstes 2 Anfälle, suchte den ersten zu verheimlichen, um im Felde bleiben zu können. Beim zweiten, da beim Sturz verletzt, wurde er ärztlicherseits zurückgeschickt.

Obj.: Ein typisch-epileptischer Anfall beobachtet mit Pupillenstarre, Zungenbiß und Verletzungen infolge Zertrümmerung einer Fensterscheibe.

19. R., 41 J. Mutter geisteskrank. Seit dem 24. Jahre Krampfanfälle, meist nachts, mit initialem Schrei, Zungenbiß, Stuhlabgang. Kamen in den ersten Jahren alle 1—2 Monate, in den letzten Jahren ca. 3mal im Jahr.

Während des $^1/_2$jährigen Dienstes keine Anfälle.

Obj.: Große Zungenbißnarbe.

20. B., 30 J. Mutter geisteskrank, in Irrenanstalt gestorben. Während der Schulzeit viel Kopfschmerzen. Seit dem 17. Jahre Krämpfe, tags und nachts, mit Zungenbissen. Kamen anfangs alle 2 Monate, zuletzt alle $^1/_4$—$^1/_2$ Jahre. Dazwischen Zustände von Bewußtseinstrübungen, in welchen er fortlief.

Während des $1^1/_4$jährigen Dienstes nur 1 Anfall am Abend des Tages, an welchem morgens eine große Minensprengung vorgekommen war.

Obj.: Im Lazarett Erregungszustand bei schwerer Bewußtseinstrübung.

Wenn ich an der Hand dieser Fälle überhaupt zu der genügend bestätigten Lehre von der nervösen erblichen Belastung, speziell auch der Tendenz zur gleichartigen Vererbung der Epilepsie etwas bemerke, so geschieht es hauptsächlich im Hinweise auf die später zu besprechenden Fälle, bei welchen wir allein in dieser erblichen Belastung ein Anzeichen für die epileptische Disposition erblicken können, die sich dann durch das Hinzukommen erheblicher exogener Noxen in Form ausgesprochener epileptischer Symptome äußert. Wenn die in der Literatur bekannten Zahlen über die Häufigkeit der erblichen Belastung schwanken (Gowers 40%, Turner 51%, Birk 60%, Dejerine 67%, Kraepelin 87%) so rührt das wohl weniger von der Verschiedenheit des Materials her, als vielmehr von dem Umfang des Begriffs der erblichen Belastung. Auch die Statistik von Echevierra zeigt die Häufigkeit der gleichartigen Vererbung: Von 533 aus 136 Epileptikerfamilien stammenden Kindern waren 78 wieder epileptisch. Außerordentlich treffend wird die hohe Bedeutung des erblichen Faktors durch zwei Beispiele aus der Vogtschen Monographie illustriert: Von

4 Kindern einer Familie sind die 3 jüngeren völlig gesund; das älteste Kind, das epileptisch ist, stammt aus einem vorehelichen Verhältnis der Mutter mit einem instablen pathologischen Menschen. — In einer anderen Familie waren Kind 1 und 3, von zwei gesunden Vätern stammend, normal, Kind 2, dessen Vater ein starker Trinker war, ist epileptisch.

Die Gesetzmäßigkeit der erblichen Belastung geht aufs deutlichste auch aus der Gesamtbetrachtung meiner Fälle hervor, da von den bisher angeführten 20 Fällen nur 4 eine solche vermissen lassen, was, ohne daß ich diesen Begriff besonders weit gefaßt hätte, mit 80% der Kraepelinschen Zahl am nächsten kommen würde. Wir werden also mit einem gewissen Recht später bei Betrachtung der Patienten, die im Felde zum erstenmal epileptisch erkrankten, mit diesem Faktor als dem Indicator einer epileptischen Veranlagung rechnen dürfen.

Wenn wir später solche Fälle, (Abteilung III und IV) richtig einschätzen wollen, werden wir uns immer vor Augen halten müssen, daß der normale Verlauf der Epilepsie mit außerordentlich großen Schwankungen zu rechnen hat: einmal werden wir ein Fortschreiten von einfachen Verstimmungszuständen oder anderen Äquivalenten zu Krampfanfällen finden, wofür Fall 17 als Beispiel diene, dann schieben sich zwischen Zeiten relativer Ruhe andere mit täglichen Anfällen ein, wie etwa in Fall 18. Würde nun eine derartige Zeitspanne zufällig mit dem Kriege zusammenfallen, so wird man ganz sicher nicht in der Lage sein, zu entscheiden, ob es sich um eine dem Wesen der Erkrankung angehörende Zunahme der epileptischen Erscheinungen handelt, oder um die Folgen exogener Beeinflussungen. Denn an sich muß ja, wie wir oben gesehen haben, die Möglichkeit einer gewissen Beeinflussung durch äußere Momente zugegeben werden; wenn wir der geringen Zahl der Fälle, wo eine Zunahme als erwiesen gelten kann (Gruppe 1) aber dann die große Menge von Beobachtungen entgegenhalten, wo nicht nur keine Zunahme der epileptischen Äußerungen stattfand, sondern wo, wie auch z. B. wieder in Fall 17, bei dem die epileptischen Anfälle in Ruhestellung auftraten, selbst bei Vorhandensein reichlicher exogener Auslösungsmöglichkeiten das Auftreten der Krampfanfälle von diesen unbeeinflußt geschah, und wenn wir die eben erwähnten normalen Schwankungen der Häufigkeit epileptischer Äußerungen in Betracht ziehen, so muß uns immer wieder aufs neue ihre Unabhängigkeit von äußeren Momenten ins Auge fallen. Auch Fall 20 ist in dieser Beziehung sehr lehrreich: bei einem Hysteriker würde nach meinen Erfahrungen der Anfall sicher unmittelbar im Anschluß an die Minensprengung aufgetreten sein; wir können in unserem Falle nicht von einer Auslösung des epileptischen Anfalls durch einen starken emotionellen Reiz sprechen, da ja der Anfall erst viele Stunden später auftrat, wenn ich auch nach meinen früheren Ausführungen durchaus nicht in Abrede stellen will, daß das Reizmoment, welches bei diesem „sensibilisierten“ Gehirn den Anfall hervorbrachte, durch den psychischen Shock irgendwie (vielleicht auf dem Wege über innersekretorische Drüsen, deren psychogene Beeinflussung ja hinreichend bekannt ist) geschaffen wurde.

e) Lues des Patienten.

21. G., 37 J. Keine nervöse erbliche Belastung. Keine nervösen Stigmata. In der Schule gut gelernt. Seit dem 23. Jahre Krampfanfälle mit Verletzungen und Zungenbissen. Kamen in Abständen von Tagen bis Monaten; zwischendurch Schwindelanfälle.

Weiß nichts von Geschlechtskrankheit. Frau und 1 Kind angeblich gesund. Keine Fehlgeburten.

Während des $^1/_2$jährigen Dienstes keine Zunahme der Anfälle.

Obj.: Tabes dorsalis. Pupillen stecknadelkopfeng, reflektorisch starr. Rechter Achillesreflex fehlt, Patellarreflexe schwach. Hypalgesie an Armen und Beinen. Wassermannreaktion im Blut positiv. Psychisch keine Besonderheiten. Anfälle sind während der 4wöchigen Lazarettbeobachtung nicht aufgetreten.

Wenn ich diesen Fall hier anführe und bespreche, so geschieht das weniger mit Rücksicht auf das Gleichbleiben der epileptischen Äußerungen — er bietet in dieser Beziehung nichts Außergewöhnliches — als vielmehr wegen der Kombination mit Lues bzw. Tabes dorsalis, oder der ätiologischen Bedeutung der Lues für die vorliegende Epilepsie.

Die Beziehungen der Syphilis zur Epilepsie, sofern es sich nicht um die klare Erkrankung einer symptomatischen Epilepsie bei echter Lues cerebri handelt, hat ja schon die namhaftesten Forscher immer wieder beschäftigt, und gerade von Fällen, wie der vorliegende, wo es sich um die Kombination einer metaluetischen Erkrankung mit (syphilogener?) Epilepsie handelt, sind so wenige in der Literatur niedergelegt, daß sie noch einzeln in den betreffenden Kapiteln der größeren Epilepsiebearbeitungen angeführt werden. Es schien mir deshalb geboten, den Fall hier vorzubringen und einige Betrachtungen an ihn zu knüpfen.

Es handelt sich dabei um die Frage der Berechtigung, eine toxisch-dynamische Form der Epilepsie auf syphilogener Basis aufzustellen. Die einzelnen Autoren haben hierzu eine ganz verschiedene Stellung genommen: Binswanger hat sich zu dem Vorkommen einer parasyphilitischen Epilepsie im Sinne Fourniers bekannt, und ihm haben sich Nonne und H. Vogt angeschlossen, während Redlich ihr nicht zustimmt und die Ansicht vertritt, daß wir es auch in diesen Fällen mit echten organisch-syphilitischen Gehirnerkrankungen zu tun haben, allerdings solchen, die mit feinsten Veränderungen einhergehen. Während es sich bei der parasyphilitischen Epilepsie Fourniers, nach Ansicht Vogts, mehr um das Wachrufen der latenten epileptischen Disposition durch die erworbene Syphilis handelt, woraus sich auch die zeitliche Annäherung an die Sekundärperiode der Syphilis erklärt, stellt sich die postsyphilitische Epilepsie Nonnes in eine gewisse Parallele zur Tabes: jahrelang voran gegangene Lues, die als einziger ätiologischer Faktor (keine Belastung, kein Trauma usw.) anzusprechen ist; Unbeeinflußbarkeit durch spezifische Kuren (Féré hat das allerdings bestritten, und rechnet das Reagieren der Anfälle auf die antiluetische Kur sogar mit zu den charakteristischen Merkmalen); die Anfälle selbst sollen sich bei dieser Form nicht von den gewöhnlichen epileptischen Anfällen unterscheiden; die Forderung der Autoren nach dem Intaktbleiben der Intelligenz ist nicht allseitig (so z. B. von Dornblüth) anerkannt worden.

Hierher gehören dann weiterhin die Fälle, bei welchen sich diese epileptischen Äußerungen kombiniert mit einer Tabes finden: Nonne[1]) beschreibt in seinem bekannten Lehrbuch 2 derartige Fälle, H. Vogt[2]) hat drei solcher gesehen. Wenn es auch naheliegt, in solchen Fällen an den Beginn einer progressiven Paralyse zu denken, so hat doch der weitere Verlauf der Fälle, wie Vogt berichtet, dieser Auffassung nicht recht gegeben. Es existiert noch eine Anzahl ähnlicher Beobachtungen, bei welchen man aber meiner Ansicht nach mit Pelz der Lösung des Problems viel näher kommt, wenn man an eine zufällige Kombination einer metaluetischen Erkrankung mit einer Epilepsie denkt.

Auch mein Fall 21 kann zu dieser Kategorie gerechnet werden: es liegen keinerlei Anzeichen für eine epileptische Anlage vor; weder sind belastende Momente in der Aszendenz vorhanden, noch zeigt die Jugendgeschichte des Mannes degenerative Stigmata, wie Bettnässen, schlechtes Vorwärtskommen in der Schule, deren Bedeutung im Sinne des Vorhandenseins einer epileptischen Disposition ich oben gekennzeichnet habe. Es waren vor dem Auftreten des ersten Anfalls auch keine als Äquivalente zu deutende Symptome vorhanden. Der Beginn der epileptischen Erkrankung mit 23 Jahren fällt etwas später, als der Durchschnitt der Epilepsiebeobachtungen ergibt, wenn das auch sicher noch nicht gegen das Vorliegen einer genuinen Epilepsie spricht. Das Stadium, in dem sich die tabische Erkrankung befindet, läßt durchaus die Auffasssung zu, daß die Infektion (über deren Zeitpunkt wir nichts wissen) etwa zu der Zeit geschah, wo die ersten epileptischen Erscheinungen sich bemerkbar machten. Die Forderung

---

[1]) Nonne: Syphilis und Nervensystem, S. 288.

[2]) H. Vogt: Epilepsie im Handbuch der Psychiatrie von Aschaffenburg.

einer noch intakten Intelligenz, trotz des jahrelangen Bestehens der Epilepsie, ist erfüllt; über den Mißerfolg einer spezifischen Behandlung kann ich nichts berichten.

Trotzdem scheint es mir doch gewagt, hier von einer toxisch-dynamischen Epilepsie zu sprechen: das Fehlen aller belastenden Momente, aller nervösen Stigmata in der Jugend, spricht, wie wir gesehen haben. und noch sehen werden, doch durchaus nicht gegen das Vorliegen einer genuinen Epilepsie; der Beginn im Alter von 23 Jahren ist nicht außergewöhnlich spät; das Vorhandensein normaler Intelligenz ist auch kein Grund, dem Fall eine besondere Stellung einzuräumen. Wenn man nicht überhaupt der Ansicht sein will, daß es sich nur um die zufällige Kombination einer genuinen Epilepsie mit einer Tabes handelt, was durchaus haltbar ist, so hätte die Vogtsche Auffassung, nach der es sich um die Auslösung einer Epilepsie durch das syphilitische Gift bei einem epileptisch disponierten Gehirn handeln könnte, am meisten für sich.

Es scheint mir überhaupt fraglich, ob wir selbst in Fällen, wo die Verhältnisse noch günstiger liegen, wo beispielsweise in etwas höherem Alter als hier, die ersten epileptischen Erscheinungen in Kombination mit einer Tabes aufgetreten sind, von einer toxisch-dynamischen Wirkung oder auch von einer echt syphilitischen Gehirnerkrankung feinster Art (im Sinne Redlichs) werden sprechen dürfen; wir müßten doch sonst verlangen, daß bei der weiten Verbreitung der Tabes solche Kombinationen viel häufiger wären; das ist aber, wie die Literatur lehrt, eben nicht der Fall. Es liegt also doch viel näher, in solchen Fällen auf die Vogtsche Erklärung zurückzugreifen, da die Kombination einer epileptischen Anlage mit einer syphilitischen Infektion jedenfalls viel seltener ist, als die immer vorhandene Möglichkeit, ein nicht prädisponiertes Gehirn toxisch-syphilitisch zu beeinflussen. Und auch an die feinsten histologischen, echt syphilitischen Veränderungen im Sinne Redlichs zu denken, fällt nicht leicht, wenn man überlegt, daß ja bei Tabes genügend oft echt syphilitische Gehirnveränderungen gefunden werden, ohne daß in diesen Fällen epileptische Äußerungen (nicht symptomatisch-epileptische bei echter Lues cerebri) zutage getreten wären.

Die Vogtsche Auffassung gewinnt für mich noch mehr durch die dieser meiner Arbeit zugrunde liegenden Beobachtungen, die gerade die veränderte Gehirnbeschaffenheit als das wesentliche Substrat der Epilepsie erscheinen lassen, auf die dann irgendwelche Reizmomente (u. a. auch das syphilitische Toxin) krampfauslösend einwirken können.

f) Schädeltraumata ohne direkten Zusammenhang mit der Epilepsie.

22. K., 26 J. Keine Belastung. Keine nervösen Stigmata in der Kindheit. Mit 16 Jahren Schlag auf den Kopf mit einem Stück Holz, keine Bewußtlosigkeit, keine wesentlichen Verletzungen. In der Folgezeit gesund bis zum 17. Jahre, wo zum erstenmal ein „Krampfanfall" auftrat; solche (mit völliger Bewußtlosigkeit, Zungenbissen und Verletzungen einhergehend) wiederholten sich (ohne äußere Veranlassung) alle paar Wochen bis Monate. Nach einer Schädeloperation (anscheinend Entlastungstrepanation) kamen sie seltener.

Während des $^3/_4$jährigen Dienstes 3 Anfälle, bei einem zog er sich eine starke Verbrennung zu. Kamen unabhängig von äußeren Einflüssen.

Obj.: Alte Zungenbißnarbe, Trepanationsnarbe an der rechten Schläfe, kein Knochendefekt. Psychisch keine Besonderheiten. Im Lazarett wurde ein typisch-epileptischer Anfall mit Pupillenstarre beobachtet.

23. K., 30 J. Keine Belastung. Keine nervösen Stigmata in der Kindheit. Mit 8 Jahren Schädelbruch durch Sturz von einem Baum. Lange bettlägerig. In der Folgezeit keinerlei Erscheinungen bis zum 18. Jahre. Seither Krampfanfälle (Schwindel, Bewußtlosigkeit, Krämpfe, Zungenbisse). Kamen tags und nachts, unabhängig von äußeren Einflüssen, ca. alle 3 Wochen.

In der aktiven Dienstzeit nach 2 Wochen wegen der Anfälle entlassen. Während des Krieges $^3/_4$ Jahre Dienst: Keine Zunahme der Anfälle. Dann entlassen. Zum dritten Male eingezogen, war im Felde: Anfälle kamen nicht häufiger, wie bisher, traten regelmäßig unabhängig von äußeren Momenten auf.

Obj.: 10 cm lange Knochenrinne am Schädel von links vorn nach rechts hinten ziehend (vom Trauma in der Kindheit herrührend). Alte Zungenbißnarbe. Im Lazarett ein Krampfanfall mit Pupillenstarre und Zungenbiß beobachtet.

Da in beiden Fällen kein zeitlicher Zusammenhang zwischen dem Kopftrauma und dem ersten Auftreten der epileptischen Erscheinungen besteht, ist eine sichere Entscheidung über die ätiologische Stellung des Traumas nicht möglich. Wir haben auch in solchen Fällen ähnliche Überlegungen anzustellen, wie bei der vorigen Gruppe: Es kann sich entweder um die zufällige Kombination eines Schädeltraumas mit einer Epilepsie handeln, oder um die Auslösung einer Epilepsie durch ein Schädeltrauma bei einem epileptisch Disponierten oder schließlich um echte posttraumatische Epilepsie.

Wenn ich diese eigentlich in das Gebiet des Chirurgen gehörende Frage hier überhaupt streife, so geschieht es, weil wir mit der Möglichkeit irgendeines Kopftraumas bei unsern hier diskutierten Fällen fast immer zu rechnen haben. Wenn ich auch die eigentliche posttraumatische Epilepsie, soweit es sich um grobe Läsionen des Gehirns (durch Schuß usw.) handelt, aus meinen Betrachtungen ausgeschaltet habe, so muß ich doch prinzipiell zu der Frage Stellung nehmen, in welcher Weise eine leichtere Läsion des Schädels (leichte Verschüttungen bzw. irgendwelche Kontusionen des Kopfes sind ja im Felde an der Tagesordnung) an etwa später hervortretender Epilepsie oder einer Zunahme schon vorhanden gewesener Epilepsie schuld sein kann.

Wir werden die prinzipiell wichtigen Gesichtspunkte gerade an der Hand derartiger Beobachtungen, wie der beiden vorliegenden, am besten erörtern können. Die fehlende erbliche Belastung, die fehlenden nervösen Stigmata in der Kindheit lassen zwar das Vorliegen einer genuinen Epilepsie nicht ausgeschlossen erscheinen, machen aber doch das Vorhandensein einer normalen Gehirnlage wahrscheinlicher. Der Beginn der epileptischen Erscheinungen dagegen im typischen Alter (17. bis 18. Jahr) läßt das Kopftrauma unwesentlicher erscheinen; ganz besonders muß das der Fall sein, wenn zwischen dem Trauma und dem ersten Einsetzen der epileptischen Erscheinungen ein jahrelanger Zwischenraum besteht. (Allerdings sind — aber doch als Ausnahme — Fälle bekannt, wo nach jahrelangem Intervall echte posttraumatisch-epileptische Anfälle einsetzten.) Der Verlauf der Anfälle sowohl was die Unabhängigkeit von äußeren Ereignissen, ihr Auftreten bei Tage und auch bei Nacht, als auch, was das Fehlen lokalisierter Krämpfe angeht, muß posttraumatische und genuin-epileptische Anfälle nicht voneinander unterscheiden. Etwas mehr Beachtung verdienen in dieser Hinsicht die psychischen Störungen, die, wenn sie auch nicht unbedingt charakteristisch sind, bei den posttraumatischen Fällen mehr den Typus der posttraumatischen Demenz, bei der Epilepsie die bekannten Charakterveränderungen und intellektuellen Einengungen zeigen werden. Sehr wesentlich scheint mir auch das seltenere Vorkommen von typisch epileptischen Äquivalenten bei den posttraumatischen Fällen zu sein, also von echten Petit-mal-Zuständen, von Absencen (nicht nur Schwindelanfällen, die bei den posttraumatischen Formen sogar recht häufig sind), von Dämmerzuständen, Poriomanie. Es ist das ja auch an sich ganz verständlich, wenn wir uns überlegen, daß es sich in dem einen Fall um eine diffuse Gehirnerkrankung, oder besser gesagt, um eine abnorme Gehirnanlage handelt, im andern um eine mehr oder minder lokalisierte Schädigung, die begreiflicherweise sich hauptsächlich in Funktionsstörungen des geschädigten Teils, also in Krämpfen äußern wird. — Die hämatologischen Veränderungen, die man bei echter Epilepsie gefunden hat, sowie die Befunde im Liquor und im Urin sind einstweilen noch nicht so konstant, daß man sie diagnostisch heranziehen könnte; immerhin wird man gewisse Blutbefunde in Gemeinschaft mit anderen Symptomen bei der Diagnosenstellung verwerten dürfen. (Sicher wird ein weiterer Ausbau solcher Untersuchungen dazu beitragen, den Teil der Epilepsie, der in der Hauptsache auf Stoffwechselstörungen beruht, nosologisch zu erkennen und von anderen Formen, speziell etwa den posttraumatischen, differentialdiagnostisch zu trennen.)

Die Art des Traumas wird uns auch nicht immer ein Maßstab für die Abgrenzung sein können, wissen wir doch zur Genüge, daß selbst leichte Gewalteinwirkungen schwerere Gehirnverletzungen zur Folge haben können; und experimentelle Versuche (Kocher, Ferrari, Tillmann, Sauerbruch, Koch, Filehne, Horsley, Kramer u. v. a.) haben andererseits gezeigt, daß in Fällen, wo die treibende Kraft des Stoßes ihre Wirkung hauptsächlich in Zertrümmerung des Schädeldaches erschöpft, die zerstörende Wirkung auf das Gehirn äußerst gering sein kann. Je nach dem Sitze der Läsion werden wir auch somatische Äußerungen vollkommen vermissen können. Selbst die Bewußtlosigkeit wird uns nicht immer ein Beweis für eine Commotio cerebri sein können, die, wie die Jakobschen Untersuchungen gezeigt haben, ja auch mit erheblichen strukturellen Veränderungen einhergeht, und so ganz entschieden auch die Veranlassung für ein Epilepsie bilden kann; denn in sehr vielen Fällen, ja ich könnte sagen, in den meisten, ist sie nur Schreckäußerung, tiefere Ohnmacht, Shock. Ich[1]) habe schon bei einer früheren Gelegenheit darauf hingewiesen, daß man in dieser Beziehung aus den Angaben der Patienten über eingetretene Bewußtlosigkeit nicht ohne weiteres auf Commotio cerebri schließen dürfe, und meine weiteren Beobachtungen haben mich in dieser Annahme nur bestärkt. Meist hat in solchen Fällen auch gar kein Kopftrauma eingewirkt, sondern war nur eine starke Schreckeinwirkung (Platzen einer Granate usw.) vorhanden. Zum Teil hat es sich auch um hysterische Dämmerzustände im Anschluß an das schreckhafte Erlebnis gehandelt, über die dann vom Patienten im Sinne einer Bewußtlosigkeit berichtet wird.

Die zeitliche Koinzidenz von Trauma und Auftreten der epileptischen Erscheinungen wird natürlich immer noch das Ausschlaggebende sein, wenn wir uns auch in dieser Beziehung davor hüten müssen, bei längeren Zeitintervallen einen Zusammenhang abzulehnen. Der Krieg hat auch auf diesem Gebiete gelegentliche Friedensbeobachtungen aus ihrer Sonderstellung als Einzelfälle herausgerückt, indem er zeigte, daß Intervalle von 1—2 Jahren nicht zu den Seltenheiten gehören. So werden wir Fälle wie 21, auch wenn das Schädeltrauma geringfügig zu sein schien, mit Rücksicht auf das Fehlen sonstiger ätiologischer Momente, und in Anbetracht der anderen, oben angestellten Erwägungen, nicht als unabhängig von dem Trauma entstanden betrachten dürfen. Schwieriger wird eine solche Auffassung in Fällen wie 23, wo so viele Jahre zwischen Trauma und erstem Krampfanfall liegen. Immerhin werden wir auch hier, zumal bei einem recht erheblichen Kopftrauma, an einen Zusammenhang denken dürfen, da keine sonstigen Erscheinungen auf genuine Epilepsie hinweisen. Wir müssen dabei überlegen, daß ja auch in Fällen, wo etwa bei der Geburt eine Schädelimpres-

[1]) Hauptmann: Kriegsneurose und traumatische Neurose. Monatsschr. f. Psych. u. Neurol. **34.** 1916.

sion stattgefunden hat, oder, wo in frühester Kindheit eine Encephalitis eine Gehirnnarbe hinterlassen hat, die epileptischen Erscheinungen durchaus nicht im Anschluß an die Erkrankung oder das Trauma einsetzen müssen, sondern daß auch in solchen Fällen viele Jahre bis zum Ausbruch der Krämpfe vergehen können. Wir müssen wohl annehmen, daß die Pubertät und die nächstfolgenden Jahre ganz besonders dazu geeignet sind, epileptische Äußerungen in die Erscheinung treten zu lassen, sei es, daß die gesteigerte Inanspruchnahme des Gehirns bei vorhandener Schädigung ein irritierendes Moment bildet, sei es, daß Stoffwechselveränderungen, die zu dieser Zeit ja durch die Entwickelung der Geschlechtsdrüsen eine wesentliche Rolle spielen, die Reizmomente abgeben. Solche Überlegungen sind unbedingt dazu angetan, in Fällen, wie den geschilderten, die Rolle des Traumas für die Genese der epileptischen Äußerungen anders zu bewerten.

Alle diese Gesichtspunkte werden wir festhalten müssen, wenn wir bei der Betrachtung der späteren Abteilungen die Bedeutung endogener und exogener Faktoren beurteilen wollen. Auf die Konstanz der epileptischen Erscheinungen auch bei posttraumatischen Epilepsien möchte ich erst im Zusammenhang bei Gruppe 3 eingehen, aber doch schon jetzt darauf hinweisen, daß (in der Annahme der traumatischen Genese der beiden hier angeführten Fälle) eine Steigerung der Erscheinungen im Dienst, auch im Felde nicht eingetreten ist.

g) Ohne erkennbare Ätiologie.

24. N., 27 J. Vater „nervös". Keine neuropathischen Stigmata in der Kindheit. Mit 22 Jahren erster Anfall: Aura in Form von Kopfschmerzen, bewußtlos, Zungenbiß, Stuhlabgang. Kamen ca. alle 6 Wochen, meist im Anschluß an körperliche Anstrengungen. Einmal nachts Dämmerzustand.

Während des Kriegsdienstes, auch an der Front, kamen die Anfälle nicht häufiger, gingen sogar bisweilen ohne Krämpfe einher.

Obj.: Pseudoneuritis optici. Blut und Liquor normal.

25. L., 25 J. Mit 17 Jahren traten Schwindelanfälle auf, mit 19 Jahren Krampfanfälle, mit Zungenbissen. Kamen ca. alle 5 Wochen, unabhängig von äußeren Ereignissen. Nach einem Jahr hörten sie auf und traten auch während der aktiven Dienstzeit nicht wieder auf; damals nur hin und wieder Schwindelgefühl.

Im Felde, selbst nach Streifschuß am Kopf, keine Anfälle. Erst nach $1^1/_2$jährigem Dienst, in Ruhestellung, ein Krampfanfall; nach einem weiteren Vierteljahr, wieder in Ruhestellung, ein zweiter Krampfanfall.

Obj.: Forscher Kerl, drängt wieder ins Feld (mehrfach dekoriert). Keine psychisch-epileptischen Symptome.

26. Sch., 31 J. Mit 16 Jahren begannen Zustände von „Augenflimmern", die sich im Laufe der nächsten Jahre zu Krampfanfällen ausbildeten, meist nachts, mit Zungenbissen. Kamen ca. alle 3—5 Tage.

Während der Kriegsdienstzeit (1 Jahr) kamen die Anfälle jede Woche.

Obj.: Zungenbißnarbe. Hier wurden mehrere typisch-epileptische nächtliche Anfälle mit Zungenbiß, Pupillenstarre usw. beobachtet.

27. L., 22 J. Großmutter soll an Krämpfen gelitten haben. Seit dem 11. Jahr Krampfanfälle, mit Schrei beginnend, oft Urinabgang dabei, tags und nachts. Kamen alle 2—6 Wochen, häufig durch psychische Erregungen ausgelöst. Zwischendurch Zustände momentanen Schwindelgefühls.

Während der Ausbildungszeit keine Anfälle; im Felde, namentlich bei starkem Artilleriefeuer, traten sie wieder auf, aber nicht häufiger als früher. Im Lazarett und später bei leichtem Arbeitsdienst in der Garnison traten sie an Häufigkeit wieder zurück, steigerten sich im Felde aber wieder auf die frühere Höhe.

Obj.: Verlangsamung aller Denkvorgänge, Wortarm. Affektlos.

28. H., 21 J. Seit dem 17. Jahre Krampfanfälle. Kamen alle 3—6 Wochen ohne äußere Beeinflussung. Zwischendurch Schwindelzustände. Während des Dienstes, auch im Felde, waren die Anfälle seltener, durchaus unabhängig von äußeren Beeinflussungen. In der Garnison später Anfälle wieder häufiger, aber nicht über die frühere Höhe hinausgehend.

Obj.: Ein typisch-epileptischer Anfall beobachtet, bei dem er eine hohe Treppe hinunterstürzte.

Wir sehen, es sind nur sehr wenig Fälle, bei welchen wir keine Ätiologie der Erkrankung eruieren können; und wir könnten diese kleine Zahl noch um zwei vermindern, wollten wir Nr. 24 und 27 unter die erblich Belasteten rechnen. Wenn ich das nicht tue, so geschieht das, um mir den Vorwurf zu ersparen, ich hätte den Belastungsbegriff ungebührlich gedehnt. Und doch glaube ich, daß, wenn man in jenen Fällen die Aszendenten selbst untersuchen könnte, man noch Aufschluß über manche geistige Anomalie, manchen Alkoholismus usw. gewinnen könnte. Es ist mir gar nicht so selten begegnet, daß Patienten ihre Kenntnis von derartigen Vorkommnissen in der Familie und auch von nervösen Stigmatis in der Jugend verheimlichten, um ihre Erkrankung im Lichte einer Dienstbeschädigung erscheinen zu lassen. Bisweilen gehen sie gar nicht spontan auf solchen Rentenwegen, sondern werden von anderen, alten Lazarettinsassen auf die Punkte aufmerksam gemacht, die sie bei Aufnahme der Anamnese unterdrücken sollten. Gerade in den Beobachtungsstationen, wo die Zeit der Leute nicht von therapeutischen Maßnahmen absorbiert wird, und wo sie durch die zahlreichen Rentenbegutachtungen auf den Charakter des Lazarettes hingewiesen werden, erben sich sehr gern derartige Lehren fort. So konnte ich mich auch immer wieder davon überzeugen, daß im Laufe der Beobachtung jede neue Exploration Symptome hinzulieferte, die sicher nicht durch das eigene Nachdenken der Patienten über ihr Leiden entstanden, sondern aus Gesprächen mit anderen Patienten hinübergenommen wurden. Solche Erfahrungen haben mich doppelt vorsichtig hinsichtlich der Verwertung solcher nachträglicher Angaben gemacht, lassen andererseits aber eben auch manches negative Ergebnis der Erhebungen in anderem Lichte erscheinen.

Auch diese Fälle stimmen mit den bisherigen, in der Konstanz der epileptischen Äußerungen während des militärischen Dienstes, auch des Felddienstes, überein; und es ist interessant, daß der einzige Fall, bei dem insofern wenigstens eine gewisse Abhängigkeit von exogenen Momenten imponiert, als die Anfälle bei starkem Artilleriefeuer im Felde häufiger als in der Garnison auftraten (aber nicht häufiger, als auch vor der Einziehung zum Militär), auch früher schon eine Beeinflussung durch psychische Erregungen gezeigt hat. Er schließt sich in dieser Beziehung meinen Beobachtungen 1 und 2 an. — Die große Unabhängigkeit von exogenen Momenten beweisen wiederum aufs deutlichste Fälle, wie 25, wo die beiden überhaupt beobachteten Anfälle nicht im Feuer, sondern in Ruhestellung auftraten und wo selbst eine Kopfverletzung keine Anfälle zur Folge hatte, und auch 28, bei welchem die Zahl der Anfälle im Felde sogar geringer, als in der Garnison war.

Meine obige Schilderung des Charakters mancher Epileptiker, wie er sich gerade während des Krieges mehrfach der Beobachtung aufdrängte, wird durch Fall 25 wieder illustriert, dessen „Kriegsfreudigkeit" sich in der Verheimlichung seiner Anfälle ausdrückt, in dem ständigen Hinausdrängen aus dem Lazarett, in der Reaktionslosigkeit, mit welcher Verwundungen ertragen werden, und die auch äußerlich durch die mehrfache Dekorierung gekennzeichnet wurde.

Gruppe III.

(Posttraumatische Epilepsie.)

Wenn ich hier noch einige Beobachtungen über die Wirkung exogener, Momente auf schon vorhandene posttraumatische Epilepsie anschließe, so geschieht es, weil sich derartige Fälle den oben geschilderten Formen der Epilepsie anreihen, bei welchen eine Läsion des an sich normal angelegten Gehirns die Veranlassung der Erkrankung bildet, die dort nur ein kindliches Gehirn (Geburtstrauma, Encephalitis usw.) getroffen, hier ein ausgebildetes befallen hat. Die Kenntnis derartiger Fälle ist aber auch deshalb interessant, weil wir aus ihnen Anhaltspunkte für unser Verhalten gegenüber posttraumatisch Epileptischen, deren Traumata in Kriegsverletzungen bestehen, gewinnen können.

29. M., 30 J. Keine Belastung. Keine neuropathischen Stigmata in der Jugend. Mai 1914 8 m tief gestürzt. Schädelbruch. Nach 6 Wochen erster Krampfanfall, dann frei bis Februar 1915, wo nach $^1/_4$jährigem Dienst an der Front wieder ein Krampfanfall auftrat. Seither Anfälle (allgemein), ca. alle 6 Wochen, mit Verletzungen und Zungenbissen einhergehend.

Obj.: Auf der Schädelhöhe 5 cm lange Narbe mit Knochenimpression. Zungenbißnarben. Während der 4wöchigen Lazarettbeobachtung keine Anfälle.

30. B., 40 J. Keine Belastung. Keine neuropathischen Stigmata in der Jugend. Während der aktiven Dienstzeit gesund. 1906 Verletzung der linken Schädelseite mit Beteiligung des Gehirns: mehrere Tage bewußtlos, keine

Lähmungen. Nach 2 Wochen erster Krampfanfall, kamen ca. alle 14 Tage. Nach einer Trepanation traten sie seltener auf, nur ca. alle 3 Monate.

Während des 5 monatigen Felddienstes nur 1 Anfall; entlassen. Bei der zweiten Einziehung (wieder $^1/_2$ Jahr Felddienst) wiederum nur 1 Anfall.

Obj.: An der linken Stirnseite tiefe Knochenimpression. Im Lazarett keine Anfälle.

31. M., 32 J. Keine Belastung. Keine neuropathischen Stigmata in der Jugend. Mit 14 Jahren Sturz auf den Hinterkopf ohne Folgeerscheinungen. 1913 Sturz vom Rad, bewußtlos. Von da ab Kopfschmerzen; nach 8 Wochen erster Anfall mit Zungenbiß, öfters Schwindelanfälle.

Nach $^3/_4$jährigem Dienst (auch im Felde) zweiter Anfall. Auf Wunsch wieder ins Feld. Nach weiterem $^3/_4$jährigem Dienst dritter Anfall.

Obj.: O. B. Keine Anfälle im Lazarett.

32. K., 20 J. Keine Belastung. Keine neuropathischen Stigmata. Mit 11 Jahren Sturz vom Heuboden mit Schädelbruch; nach 1 Jahr Krampfanfälle mit Zungenbiß und Urinabgang, kamen alle 2—3 Wochen.

Während des $^1/_2$jährigen Kriegsdienstes trat keine Zunahme der Anfälle auf.

Obj.: Knochenimpression an der rechten Stirnseite; psychisch stumpf, verlangsamter Gedankenablauf.

Die 4 Fälle dokumentieren ihre normale Gehirnanlage durch das Fehlen erblich belastender Momente und neuropathischer Stigmata in der Jugend. Die zeitliche Koinzidenz des Traumas mit dem Beginn der epileptischen Äußerungen in den ersten 3 Fällen sichert die ätiologische Bewertung des Traumas; wenn auch in dem 4. Falle die zeitliche Differenz 1 Jahr beträgt, so dürfen wir wohl doch bei Fehlen sonstiger ätiologischer Anhaltspunkte die traumatische Genese aufrechterhalten.

Nur in einem Falle (29) finden wir eine Zunahme der Anfälle infolge des Kriegsdienstes, und bemerkenswerterweise ist das der einzige Fall, bei dem das Trauma nur ganz kurze Zeit ($^1/_2$ Jahr vor Beginn des Dienstes) zurücklag; in den 3 anderen Fällen waren seit der Verletzung viele Jahre vergangen. Es liegt daher sehr nahe, die Verschlimmerung der Epilepsie hiermit in Zusammenhang zu bringen; je frischer eine Gehirnverletzung ist, um so leichter werden exogene Momente zum Auftreten von epileptischen Äußerungen, oder zu einer Verschlimmerung bereits bestehender Veranlassung geben.

Es wird uns hiermit gewiß nichts Neues gesagt; auch die Friedenserfahrungen haben uns gezeigt, daß die Disposition zum Auftreten posttraumatisch-epileptischer Anfälle in der ersten Zeit nach dem Trauma am höchsten ist. Wenn wir uns überlegen, wie erheblich und vielfältig die strukturellen Veränderungen des Gehirns nach einem Trauma sein können, das subjektiv und objektiv kaum pathologische Erscheinungen zeitigte, wird es uns nicht wundern, wenn neue Reizmomente, wie sie in körperlichen Strapazen und psychischen Erregungen gegeben sind, da sie das in Restitution begriffene Gehirn treffen, durch Aufhalten des

Heilungsprozesses und Anregung zu gliösen Wucherungen das Auftreten posttraumatischer Anfälle begünstigen.

Die Richtlinien, die sich danach für unser Handeln Gehirnverletzten gegenüber ergeben, weisen ganz entschieden einem schonenden Vorgehen den Weg. Alle genauen Untersuchungen an solchen Patienten, wie sie von Psychiatern und Neurologen (Aschaffenburg, Poppelreuter, Goldstein u. a.) vorgenommen worden sind, zeigen, daß, wenn auch grobe Ausfälle bisweilen nicht vorhanden sind, feinere Defekte, welche die Gehirnschädigung beweisen, fast nie vermißt werden. Allerdings gehört zum Auffinden dieser Störungen eine weit intensivere Beschäftigung mit dem Patienten, als sie von den Chirurgen, in deren Händen ja, wenigstens zunächst, diese Art von Kranken sich befindet, geleistet werden kann. Daher erklären sich wohl auch die großen Unterschiede in der Bewertung der Dienstfähigkeit dieser Patienten, die von dem Chirurgen meist sehr rasch als k. v., von den Nervenärzten kaum als a. v. bezeichnet werden. Beobachtungen, wie sie gerade in letzter Zeit Aschaffenburg[1]) gemacht hat, mahnen uns zur Vorsicht bezüglich der Arbeitszumutung an Gehirnverletzte. Sehr lehrreich für die Frage der posttraumatischen Epilepsie ist folgende Beobachtung Aschaffenburgs: 11 Monate nach einem schnell geheilten Hirnschuß, der kaum merkliche Beschwerden hinterlassen hatte, entwickelte sich nach den ersten 3 voll durchgearbeiteten Tagen ein Status epilepticus; eine besondere Drucksteigerung war, wie die Lumbalpunktion ergab, nicht vorhanden, außerdem hätten die 2 an der Stirn befindlichen Trepanationsöffnungen auch genügt, um jede Druckzunahme auszugleichen. Nach wenigen Stunden trat Exitus ein. Die Autopsie ergab eine Verwachsung des Stirnhirns mit der Dura, und der Dura mit der darüber liegenden Haut, in ganz mäßigem Umfang, starke Blutüberfüllung der Hirnrinde, aber keine Anhaltspunkte für entzündliche Vorgänge.

Eine kurze Arbeit hatte also hier genügt, um solch intensive epileptische Äußerungen hervorzubringen, daß der Exitus eintrat. Aschaffenburg berichtete auch noch von zahlreichen anderen Fällen, wo die ersten epileptischen Erscheinungen sich nach kurzdauernder körperlicher oder geistiger Arbeit eingestellt hätten. Auch er rät infolgedessen zur Schonung, da das geschädigte Gewebe vielleicht rascher „verbraucht" würde, als das gesunde. Über die Gründe für das Auftreten von traumatischer Epilepsie gerade bei frischen Fällen mag man ja verschiedener Ansicht sein. Ich möchte weniger an einen „Verbrauch" des jungen Gewebes denken, als an Zirkulationsstörungen, die in der noch frischen Narbe leichter zustande kommen können, vielleicht auch an die Mobili-

[1]) Aschaffenburg: Versammlung südwestdeutscher Nervenärzte Baden-Baden 1916.

sation abgeschlossener Entzündungserreger; jedenfalls zeigt uns die Erfahrung — und in dieser Beziehung bilden Beobachtungen, wie meine eine Ergänzung zu den posttraumatischen Epilepsien, die auf Kriegstraumata zurückzuführen sind —, daß die frischen Fälle besonders vulnerabel sind. Körperliche und geistige Schonung (die natürlich andererseits aber auch nicht bis zur Entwickelung psychogener hysterischer Störungen getrieben werden darf) wird in solchen Fällen mehr nützen, als Entlastungstrepanationen, die häufig ganz überflüssig sind, da gar keine Drucksteigerung vorliegt, und bei welchen auch immer mit der Applizierung einer neuen Duranarbe gerechnet werden muß, die ihrerseits Veranlassung zum Auftreten neuer Reizmomente geben kann.

Überblicken wir jetzt noch einmal im Zusammenhang die Lehren, die wir aus den einzelnen Beobachtungen der I. Abteilung gezogen haben, so können wir zunächst für die Frage der Wirksamkeit exogener Momente auf bestehende Epilepsie folgende bemerkenswerte Ergebnisse feststellen:

In einer äußerst geringen Zahl von Fällen bewirken exogene Schädigungen eine Zunahme der epileptischen Äußerungen; unter den 28 Fällen von eigentlicher Epilepsie (die posttraumatische ist hierbei nicht berücksichtigt) findet sich nur 5mal eine solche, d. h. in 17,8%; und diese Zahlen sind entschieden noch zu hoch, wenn wir in Betracht ziehen, daß es sich bei 2 der Fälle nur um eine relative Zunahme handelt, insofern auch früher schon Zeiten mit der gleichen Häufigkeit der Anfälle vorhanden waren, eine absolute Steigerung also gar nicht vorliegt. Wir wissen ja zur Genüge, daß eine zeitliche Häufung von Krampfanfällen durchaus in das Programm der Epilepsie gehört, Beispiele hierfür habe ich oben auch bringen können; es erscheint daher wohl berechtigt, in Anbetracht der geringen Zahl der betreffenden Fälle mit der Möglichkeit zu rechnen, daß es sich auch hierbei um eine zufällige Steigerung der Anfälle im Dienst, nicht durch den Dienst handelt. Und Beobachtungen an 2 weiteren Fällen sind geeignet, die Zahlen noch mehr zu verringern, da wir sehen, daß bei ihnen epileptische Anfälle vorlagen, die immer von exogenen Momenten (körperlichen Anstrengungen, psychischen Erregungen) abhängig waren (es handelt sich trotzdem um echte Epilepsie, nicht um Affektepilepsie, die ich den psychogenen Krampfanfällen zurechne, wie oben näher ausgeführt). Es ist daher ganz verständlich, wie im Felde eine Zunahme der Anfälle auftrat, aber keine Verschlimmerung der ganzen Erkrankung, denn die Anfälle gingen nach Beseitigung der irritierenden äußeren Momente sofort auf den Stand der früheren Häufigkeit zurück. Es bliebe also nur noch der 5. Fall übrig, der insofern aus dem Rahmen dieser Betrachtungen herausfällt, als hier die Anfälle erst nach einem Kopftrauma wieder auftraten, das, nach den körperlichen Symptomen zu urteilen, auch Gehirnschädigungen zur Folge hatte.

Bei dieser kritischen Wertung des Materials finden wir, daß eine Verschlimmerung der Epilepsie durch exogene Momente im Sinne einer Dauerschädigung überhaupt nicht beobachtet wurde. Wollen wir die beiden Fälle, bei welchen wir eine vorübergehende Steigerung der Anfälle konstatierten (auf Grund der besonderen Disposition dieser Fälle), in prozentualen Verhältnissen zum Ausdruck bringen, so könnten wir höchstens von einer Zunahme der epileptischen Äußerungen in 7% sprechen.

Dieses Fehlen einer Verschlimmerung der Epilepsie durch exogene Momente findet eine passende Ergänzung in der auffallenden Unabhängigkeit der Krampfanfälle von akuten äußeren Einflüssen. Abgesehen von den seltenen, eben erwähnten Fällen, bei welchen die Anfälle immer im Gefolge solcher Schädigungen einsetzten, tritt uns die Unbeeinflußbarkeit der epileptischen Erscheinungen durch die mannigfachen und schweren akuten Einwirkungen des Felddienstes immer wieder aufs deutlichste vor Augen. Aus inneren Ursachen heraus setzen die Anfälle ein, nicht etwa im Schützengraben, im Unterstand, nicht beim Trommelfeuer, nicht nach einer Verschüttung, nein, sie kommen in der Ruhestellung, auf der Fahrt in die Heimat usw. Verwundungen, selbst solche des Schädels, lassen sie unbeeinflußt. Ja, bei manchen Fällen sehen wir sie in der Garnison häufiger als im Feld auftreten. In Übereinstimmung hiermit ergibt in nicht wenigen Fällen auch die Anamnese, daß die Anfälle während der aktiven Dienstzeit nicht in Erscheinung getreten sind, eine Tatsache, aus der man daher nicht, wie es bisweilen geschieht, auf den psychogenen Charakter derselben schließen darf.

Gerade für die Differentialdiagnose gegenüber den psychogenen Anfällen gewinnen wir durch solche Betrachtungen manchen wichtigen Anhaltspunkt. Ich wies oben bei der Besprechung der Anfallssymptome darauf hin, daß wir recht häufig das Bild des Anfalls selbst nicht zur differentialdiagnostischen Entscheidung verwenden können; viel weiter helfen uns in dieser Beziehung genaue Anamnesen, das Achten auf gewisse körperliche Zeichen, psychische Besonderheiten und die Zeit und näheren Umstände, unter welchen die Anfälle eintreten. Der Wert dieser Beobachtungen und der sich an sie anknüpfenden Überlegungen für die Differentialdiagnose erhellt aus den oben angeführten Beispielen.

Es sei mir gestattet, bei der zusammenfassenden Schilderung dieser, für Epilepsie wichtigen diagnostischen Momente, die entgegengesetzten differentialdiagnostisch in Betracht kommenden Beobachtungen, die ich an psychogenen Anfällen machen konnte, gleich anzuführen, wenn es auch erst Aufgabe einer weiteren Arbeit sein wird, ebenso eingehend, wie es hier für Epilepsie geschehen ist, auf die Symptomatologie und Gruppierung der psychogenen Anfälle einzugehen.

Wenn das Vorhandensein von Geisteskrankheiten, und vor allem von leichteren nervösen Störungen, auch ein recht häufiges Vorkommnis in der Aszendenz der Patienten ist, bei welchen wir psychogene Anfälle im Kriege auftreten sehen, so spricht das Vorkommen von echter Epilepsie in der Familie in zweifelhaften Fällen doch mehr für den epileptischen Charakter der vorliegenden Erkrankung. Bei Gegenüberstellung einer großen Reihe von Beobachtungen ergibt sich die weit geringere Belastung bei den psychogenen Anfallspatienten, als bei den Epileptikern; während wir in Übereinstimmung und Erfahrung bei anderen psychogenen Störungen (Abasie, Mutismus, Tremor usw.) auch für die Anfallspatienten den Satz aufstellen können, daß eine hysterische Disposition nicht die Voraussetzung für das Auftreten von psychogenen Krampfanfällen bilden muß, finden wir eine verschwindend geringe Zahl von Epileptikern, in deren Familien nicht irgendwelche schwereren psychischen oder nervösen Erkrankungen vorgekommen wären.

Etwa die entsprechenden Verhältnisse begegnen uns auch in der Verteilung der nervösen Stigmata in der Jugend. Fehlen solche, wie Bettnässen, schlechtes Fortkommen in der Schule usw. auch nicht in der Jugendgeschichte unserer Hysteriker, so bilden sie doch ein viel regelmäßigeres Vorkommnis bei den Epileptikern. Die Wichtigkeit dieser Feststellung wird uns erst klar werden, wenn wir sehen, mit welcher Konstanz wir diese Stigmata auch in solchen Fällen finden, die erst im Kriege mit epileptischen Erscheinungen erkrankt sind. Gerade dann, wo uns die sonstige Vorgeschichte vielleicht im Stich läßt, werden wir den Wert dieser Erfahrung beurteilen lernen.

Die Spasmophilie, die Neigung zu Krämpfen in der Kindheit, ist kein Symptom, aus dessen Vorhandensein wir im Zweifelsfall eine Epilepsie ableiten könnten. Wir finden sie auch in der Vorgeschichte der Hysteriker und Psychopathen prozentual nicht seltener. Es entspricht das den oben angeführten Literaturangaben, nach welchen sie zwar als Symptom der psychopathischen Minderwertigkeit, nicht aber als Vorläuferin der Epilepsie angesehen werden darf. — Sehr wichtig aber für die Diagnose Epilepsie werden uns jene Kindheitskrämpfe sein, die als Ausdruck eines Gehirnprozesses, einer Encephalitis betrachtet werden müssen. Aus den Angaben der Patienten allein werden wir allerdings nicht immer in der Lage sein, zu entscheiden, ob es sich um eine echte Gehirnerkrankung oder nur um symptomatische Krämpfe gehandelt hat.

In dieser Beziehung wird uns die genaue körperliche Untersuchung eine wesentliche Stütze sein können, wenn sie uns Asymmetrien beider Körperhälften, namentlich des Gesichts zeigt. Auf den Wert dieses Symptoms für die Diagnose einer Epilepsie möchte ich hier noch einmal besonders aufmerksam machen. Eine weitere Ergänzung solcher auf eine lokalisierte Hirnschädigung hinweisender Symptome, findet sich dann bisweilen auch, wie ich in einem Falle zeigen konnte, in der Form der Aura, die etwa in einem Arme oder einem Beine beginnt. Auf solch grobe Symptome einer abgelaufenen Encephalitis, wie Reflexdifferenzen usw. brauche ich natürlich hier gar nicht einzugehen.

Die psychischen Veränderungen, die in solchen Fällen, wo ein abgelaufener Gehirnprozeß vorliegt, in Form einer höheren oder geringeren Imbezillität vorhanden sind, werden die Differentialdiagnose noch erleichtern. Wir dürfen aber durchaus nicht erwarten, in allen Fällen von Epilepsie irgendwie charakteristische psychische Störungen zu finden; wir können unsere Friedenserfahrungen aus der psychiatrischen Praxis da nicht zum Maßstab nehmen, da wir es dort meist mit weit vorgeschrittenen Epileptikern zu tun hatten, während unser jetzt vorliegendes Material ja natürlich nur die allerleichtesten Fälle umfaßt. Wir sehen demgemäß auch von den für Epilepsie als charakteristisch angesehenen Denkstörungen recht wenig, immerhin fällt uns doch bei den meisten eine gewisse Stumpfheit, eine Gedankenarmut, eine Verlangsamung aller Denkvorgänge auf, die um so markanter ist, als sie im schroffen Gegensatz zu dem psychischen Verhalten der Patienten mit psychogenen Anfällen, speziell der Hysteriker steht. Hier imponiert gerade häufig eine gesteigerte Aufmerksamkeit, eine ständige Bereitschaft, auf äußere Anregungen einzugehen, eine sehr genaue Selbstbeobachtung, die zu einer liebevollen Pflege jedes geringsten Symptoms führt, und zu einer üppigen Entfaltung, wenn die Treibhausatmosphäre eines von einem unkundigen Arzt geleiteten Lazaretts begünstigend hinzukommt. Das Demonstrative aller Krankheitserscheinungen, die Abhängigkeit von einem entsprechenden Parkett von Zuschauern, tritt so auffallend zutage, daß ich, je mehr hysterische Anfälle ich sehe, um so mehr in dem „Willen zur Krankheit“ das Charakteristische der hysterischen Seelenstörung sehe. Ich kann diese Auffassung nicht besser ausdrücken als mit den Worten Bonhöffers: „Es ist nicht die Emotivität, nicht die Suggestibilität im allgemeinen, auch nicht die generelle Neigung zur Abspaltung und Versenkung von Bewußtseinsvorgängen ins Unbewußte oder Halbbewußte, was uns als hysterisch erscheint; denn wir sehen diese Symptome bei den Degenerationszuständen auch sonst. Was dem hysterischen Typus seine charakteristische Farbe verleiht, ist.

daß die Abspaltung der psychischen Komplexe unter dem Einfluß einer inhaltlich bestimmt gearteten Willensrichtung geschieht. Das Durchscheinen dieser Willensrichtung in der Krankheitsdarstellung ist das, was uns speziell als hysterisch imponiert. Die häufigste Form der hysterischen Willensrichtung ist der Wille zur Krankheit. Ich glaube nicht, daß man bei dem Hysteriebegriff um die Einstellung eines solchen Willensmomentes herumkommt." Jedenfalls muß man gerade auf Grund der Kriegserfahrungen zu der Bildung dieses Hysteriebegriffs kommen. Wir haben, was ja auch das Grobe, Massive der Symptome beweist, vielleicht hier die reinste Form der psychogenen Störungen vor uns, die wir mit hysterisch bezeichnen müssen. Es mangeln, worauf auch die häufig fehlende Disposition hinweist, fast alle degenerativen Momente in der Konstitution der Persönlichkeit, die uns sonst, namentlich bei Frauen, nicht zu einer solch klaren Umgrenzung des Hysteriebegriffs kommen lassen, da degenerative und hysterische Symptome untrennbar, sich gegenseitig psychologisch beeinflussend, in dem Krankheitsbild miteinander verbunden, vorhanden sind. Welches Eyperiment noch größeren Stils könnte das Vorhandensein einer „Willensrichtung" besser beweisen, als die Tatsache, daß bei uns, wie bei den feindlichen Nationen, hysterische Erscheinungen bei den Kriegsgefangenen so gut wie gar nicht vorhanden sind!

Ich bin mir sehr wohl bewußt, mit dieser Betonung eines für die Hysterie maßgebenden Willensmomentes manchen Gegner auf den Plan gerufen zu haben. Durch Beobachtungen, wie sie z. B. Stierlin bei den Erdbebenkatastrophen erheben konnte, wissen wir, daß hysterische Symptome auch rein als Schreckwirkung vorkommen können. Rückt aber schon die Größe des emotionellen Erlebnisses bei einem Erdbeben, ebenso wie jetzt bei den Einwirkungen des Krieges, diesen Entstehungsmodus aus der Reihe des normalen Geschehens, das wir doch der Bildung unserer Krankheitsbegriffe zugrunde legen müssen, so kommt ein Fehlschluß weiterhin noch dadurch zustande, daß wir hier von Hysterie oder hysterischen Symptomen sprechen, wo wir nichts weiter als die psychomotorischen oder psychosensorischen Äußerungen der starken emotionellen Erregung vor uns haben. Ein Versagen der Stimme, ein Schlottern der Beine, ein unwillkürlicher Urinabgang im Schreck sind eben noch keine hysterischen Symptome. Hysterisch dürfen wir erst ihre Fixierung nennen und diese geschieht unter der Mitwirkung eines Willensmomentes. Hysterisch sind diese Symptome auch, wenn sie etwa bei einem Lazarettkranken aus dem Wunsche heraus auftreten, noch länger der sichernden Lazarettpflege teilhaftig zu werden. Wir können ja so vorzüglich an den Kriegsgefangenen (Mörchen, Lilienfeld u. a.) das rasche Abklingen der reinen Schreckwirkung beobachten: sie haben die gleichen psychischen Traumata hinter sich wie unsere Hysteriker, man erfährt auch, daß bei ihnen eine Zeitlang ein Tremor, eine Stimmlosigkeit vorhanden waren, diese Erscheinungen klingen aber nach kurzer Zeit ab, da keine für ihre Konservierung oder weitere Ausbildung maßgebenden Kräfte vorhanden sind. Ich[1]) habe in einer früheren Arbeit schon darauf hingewiesen, daß ein auffallender Unterschied in der Häufigkeit hysterischer Symptome bei schwerverletzten und leicht- bzw. gar nicht verletzten Soldaten besteht; das Hauptkontingent für unsere hysterischen Erkrankungen stellen die leichtverletzten Soldaten; die Schwerverletzten haben sicher keine geringeren emotionellen Einwirkungen hinter sich; sie erkranken nur deshalb nicht hysterisch, weil sie die Hysterifizierung der anfangs auch bei ihnen vorhandenen Schrecksymptome „nicht nötig haben". Sie sind psychisch saturiert durch ihre Verletzung.

Man muß also, um keine Begriffsverwirrung eintreten zu lassen, von psychogenen Symptomen und ihrer späteren Hysterisierung durch Willensmomente sprechen. Die Symptome selbst sind nicht hysterisch. Sie werden es erst, wenn ihnen die Psyche des Patienten diese spezielle Färbung gibt. Wir haben uns nur im Laufe der Zeit daran gewöhnt, die Symptome selbst auch so zu benennen, weil eben immer das Vorliegen irgendwelcher Willensmomente sie in Permanenz erklärte. Verkehrt ist es aber, nun umgekehrt psychogene Schrecksymptome hysterisch zu nennen, weil sie eben den uns von hysterischen Patienten her bekannten gleichen.

Der Entstehungsmodus braucht natürlich nicht immer der hier beschriebene zu sein. Am reinsten äußert sich die Hysterie sogar da, wo keine äußeren veranlassenden Momente vorliegen, sondern wo nur der „Wille zur Krankheit" die krankhaften Symptome bedingt, oder wo mit der Demonstrierung der Krankheit die Erreichung bestimmter Absichten verbunden ist.

Das gilt vielleicht auch für einen Teil der kindlichen Hysterien, und kann dazu dienen, den Einwand Lewandowskys gegen diese „Willenstheorie" der Hysterie abzuschwächen. Lewandowsky führt das Vorkommen hysterischer Symptome bei Kindern nach Schreckeinwirkungen, auch wo keine Wunschfaktoren maßgebend gewesen wären, ins Feld. Ich glaube, daß hierüber das gleiche zu sagen ist, was ich oben bei Besprechung der Stierlinschen Beobachtungen ausgeführt habe. Es sind zunächst keine hysterischen Symptome da, sondern nur psychogene Schreckmomente. Ihr weiterer Ausbau, ihre Fixierung kann dann doch aber sehr leicht unter Mitwirkung von Wunschmomenten vor sich gehen, wie etwa Freude an der mütterlichen Pflege, der (em-

---

[1]) Hauptmann: Kriegsneurose und traumatische Neurose. Monatsschr. f. Psych. u. Neurol. **31**. 1916.

pirisch erworbenen) Aussicht auf Belohnung, der Absicht, der Schule fernzubleiben usw.

Die Unterschiede im psychischen Verhalten der Patienten mit epileptischen und hysterischen Anfällen sind so greifbar, daß sie mir ein wesentliches Moment bei der differentialdiagnostischen Entscheidung in schwierigen Fällen zu bilden scheinen. Und auch da, wo wir beim Epileptiker nicht das stumpfe, gedankenarme Wesen vor uns haben, tritt das Gegensätzliche zum Hysteriker zutage: nie finden wir bei diesem die besondere „Kriegsfreudigkeit", die mir, ebenso wie Steiner, häufig als typische Charakteranlage des Epileptikers begegnet ist. Das Verheimlichen der Anfälle, um überhaupt eingestellt zu werden, das Sträuben vor einer Lazaretteinweisung, das Hinausdrängen aus dem Lazarett, die Tatsache, daß solche Leute trotz mehrfacher Verwundung und trotz ihrer Anfälle immer wieder den Weg an die Front gefunden haben, sind so typisch, daß ich, nachdem ich erst einmal auf dieses psychische Bild aufmerksam geworden war, es später auch bei differentialdiagnostischen Erwägungen mithelfen lassen konnte. Diese Charaktereigentümlichkeit des Epileptikers steht übrigens bei näherer Überlegung gar nicht so unvermittelt neben den, das bekannte typische epileptische Charakterbild zusammensetzenden Zügen: sie hat einmal Beziehungen zu der epileptischen Gewissenhaftigkeit, dem krankhaft gesteigerten Pflichtgefühl, das ihn dahin bringt, der Krankheit zum Trotz, dem Vaterland seine Dienste zu leisten; dann steht sie auch in gewissem Zusammenhang mit der poriomanischen Neigung vieler Epileptiker, dem Trieb, sich herumzutreiben, neue Situationen zu erleben. Wir können also in dieser Eigentümlichkeit nur eine besondere Beleuchtung einer Seite des epileptischen Charakters durch die augenblickliche Situation erblicken.

Aus der psychischen Verfassung des Hysterikers und des Epileptikers erklärt sich dann auch der Unterschied im zeitlichen Auftreten der Anfälle, eines der wesentlichsten Momente der Differentialdiagnose. Die oben geschilderte, bis auf wenige Ausnahmen vorhandene Unabhängigkeit der epileptischen Anfälle von akuten äußeren Momenten steht im schroffen Gegensatz zu der psychischen Bedingtheit der hysterischen Anfälle. Die gewaltigen emotionellen Momente des Felddienstes, wie starke Beschießung, Granateneinschlag, Fliegerangriff usw., sind hier regelmäßig die auslösenden Gelegenheiten, bei anderen genügen schon die seelischen Erregungen des Ausbildungsdienstes, bei anderen allein schon die Tatsache der Einberufung zum Militär. So finden wir eine kontinuierliche Kette bis zu dem Patienten, wo äußere auslösende Ursachen gar nicht mehr vorhanden sind, sondern wo an ihrer Stelle der in der Psyche gelegene Krankheitswille das Auftreten der Anfälle bestimmt. Er regelt auch das zeitliche Kommen derselben. Während die epileptischen Anfälle bei meinen Lazarettinsassen durchaus unregelmäßig auftraten, sehr häufig nachts und besonders gegen Morgen kamen, hielten sich die eigentlich hysterischen Anfälle meist an bestimmte Zeiten, für deren Wahl in der Psyche der Patienten gelegene, durchaus einfühlbare Gesichtspunkte maßgebend waren. So traten hysterische Anfälle kaum je bei einem Spaziergang der Patienten außerhalb des Lazaretts auf, da sie durch sie nur in der ihnen genehmen Abwechselung behindert worden wären, weil ihnen bekannt war, daß die Ausgeherlaubnis ihnen sonst entzogen würde. Ein großer Teil der Patienten fußte hierauf schon beim Eintritt ins Lazarett, wenn sie mit der Bitte um Ausgeherlaubnis an mich herantraten mit dem Bemerken, daß sich ihre Anfälle nie bei Spaziergängen einstellten, sondern nur, wenn man ihnen den Genuß der „freien Luft" entzöge. Verbot man solchen Patienten trotzdem den Ausgang (was mit Rücksicht auf die ärztliche Beobachtung der Anfälle in der Anfangszeit des Lazarettaufenthalts geschah), so konnte man sicher sein, von ihnen in der allernächsten Zeit einen Anfall „demonstriert" zu bekommen zum Beweis, daß sie mit ihrer Kenntnis der Krankheit doch recht behielten.

Ich möchte nicht mißverstanden werden, wenn ich hier von „Demonstrieren" eines Anfalls spreche; daß ich damit ganz und gar nicht an bewußte Simulation, an die Vortäuschung eines Anfalls denke, brauche ich wohl kaum zu betonen. Wenn wir aber unter Simulation die bewußte Vortäuschung irgendwelcher Krankheitssymptome zu irgendeinem Zweck (z. B. dem des Lazarettaufenthalts) verstehen und als eine wesentliche Komponente der hysterischen Verfassung den „Willen zur Krankheit" erkannt haben, so wird es erklärlich erscheinen, daß bei vielen hysterischen Manifestationen uns Motive maßgebend erscheinen werden, die wir auch an der Wurzel bewußter Simulation finden, ohne daß darum dem Hysteriker der Vorwurf bewußter Demonstrierung seiner Symptome gemacht werden dürfte. Man wird sich die von Wunschmotiven abhängige zeitliche Verteilung der hysterischen Manifestationen wohl so erklären, daß die Krankheitsbereitschaft immer vorhanden ist, und daß die hysterische Psyche den günstigen Zeitpunkt für das In-die-Erscheinung-Treten ihrer Äußerungen wählt.

So ist eine weitere Häufung der hysterischen Anfälle in den Abendstunden beim Zubettgehen zu erklären: ich wies schon darauf hin, daß die zur Beobachtung auf Krampfanfälle Eingelieferten in mehreren, miteinander verbundenen, von einer gemeinsamen Wache zu kontrollierenden Zimmern zusammengelegt wurden; es entsprach nun der hysterischen Psyche der Patienten durchaus, kurz vor dem Einschlafen ihren Anfall zu bekommen, weil sie wußten, daß dann von der Wache sofort der Arzt gerufen würde, der, wie sie von älteren Patienten erfahren hatten, einen Anfall gesehen haben müßte, ehe über ihr weiteres Schicksal entschieden werden könnte; zudem störte sie ja ein Anfall zu dieser Zeit nicht bei ihren sonstigen Beschäftigungen. Ein anderer Teil der Patienten wählt die gemeinsamen Mahlzeiten für ihre Anfälle, teils aus den gleichen Motiven, die eben genannt waren, teils bildete das Vorhandensein eines großen Publikums wohl hierbei die Veranlassung. Bei Patienten mit relativ seltenen Anfällen war das Herannahen des drohenden Entlassungstermins (es war natürlich im Laufe der Zeit bekannt geworden, daß im allgemeinen solche Beobachtungspatienten nicht länger als 4 Wochen im Lazarett gehalten würden) auch für das Auftreten von Anfällen maßgebend; gar nicht so selten wurde der Anfall, nachdem bei der Visite die Aufmerksamkeit des betreffenden Patienten auf seine bevorstehende Entlassung zur Truppe gelenkt war, „da ja schon wochenlang kein Anfall aufgetreten sei", nachgeliefert. Recht charakteristisch für die Mitwirkung von Willensmomenten war auch die hin und wieder gemachte Beobachtung, daß Leute, die sich im Lazarett irgendeine Disziplinwidrigkeit hatten zu schulden kommen lassen, bei welchen aber eine Bestrafung auf Wohlverhalten ausgesetzt wurde, obgleich sie vorher mehrere Anfälle bekommen hatten, keine weiteren mehr darboten.

Diese für das zeitliche Auftreten der Anfälle maßgebenden Umstände unterscheiden epileptische und hysterische Anfälle so charakteristisch, daß bei sonst zweifelhaftem Verlauf des einzelnen Anfalls und bei Fehlen anderer typischer Kennzeichen der aus der Beobachtung der zeitlichen Bedingtheit mehrerer Anfälle auf die psychische Verfassung gezogene Schluß einen der wesentlichsten differentialdiagnostischen Bestandteile bilden muß.

Man darf sich durch das Vorkommen anderer nicht-hysterischer, aber doch psychogener Anfälle, die sich in ihrem Verlauf nicht als der Ausdruck der eben geschilderten psychischen Struktur kennzeichnen, nicht differentialdiagnostisch beirren lassen. Es gibt nämlich noch eine zweite Gruppe von psychogenen Anfällen, bei welchen nicht die hysterische Willenskomponente das Auftreten der Krankheitserscheinungen bestimmt, sondern die durch eine hochgradige Reagibilität ihres Nervensystems gekennzeichnet ist. Es sind das Patienten, die mit der gleichen Form von Krampfanfällen erkranken, wie die Hysteriker, die sich aber von diesen dadurch wesentlich unterscheiden, daß in der Art und Weise des Auftretens der Anfälle sich nicht die Wunschtendenz bemerkbar macht. Die Anfälle laufen gewissermaßen „an ihnen" ab; sie wählen nicht selbst den Zeitpunkt ihres Auftretens, der vielmehr durch äußere emotionelle Momente bestimmt wird. Ich habe deshalb, um einerseits die gesteigerte Reagibilität, andererseits die Bedingtheit, durch psychisch-emotionelle Momente zum Ausdruck zu bringen, solche Anfälle als „reaktiv-psychogen" bezeichnet.

Auch Bonhöffer[1]) spricht von solchen Anfällen, die nicht epileptisch aber auch nicht hysterisch seien, obgleich die „Mitwirkung einer psychogenen Komponente" unverkennbar sei. Er sah solche Anfälle ausgelöst werden durch „ins Unangenehme gehende Veränderung der Situation", und faßt den Vorgang ähnlich auf wie die hysterische Fixierung der Schreckemotionssymptome. „Wie hier bei Psychopathen die Schreckerscheinungen des Zitterns, des Schlotterns der Glieder, der Stimm- und Sprachlosigkeit sich unter dem Einfluß von Begehrungen und Wünschen in hysterischer Paraparese, Aphonie, Stummheit, pseudospastischen Tremorformen darstellen, so sehen wir auch die Ohnmachtsanfälle, die an sich nicht psychogener Entstehung sind, unter dem Einfluß unerfreulicher Vorstellungen psychogen auslösbar werden. Es entspricht das der auch sonst bekannten klinischen Beobachtung, daß vasomotorische Vorgänge besonders leicht eine psychogene Bahnung erfahren."

Der Werdegang der „reaktiv-psychogenen" Anfälle ist nach meinen Beobachtungen meist der, daß der erste „Anfall", der aber durchaus nicht immer ein echter Krampfanfall zu sein braucht, sondern eine einfache Ohnmacht sein kann, im Felde im Anschluß an ein erhebliches emotionelles Trauma (Verschüttung usw.) eintrat, und daß nun jedes weitere shockierende Moment, auch solche viel geringeren Grades, den gleichen Symptomenkomplex zur Auslösung bringt. Es ist so, als wäre eine an sich wohl bei jedem Menschen vorhandene Bahn durch den ersten Shock gangbar gemacht worden, auf der nun jede neue emotionelle Erregung ihren Ablauf nehme. Dieser ganze Mechanismus wird aber nicht, wie beim echten hysterischen Anfall, durch ein Willensmoment in Gang gesetzt, sondern bedarf zu seiner Auslösung von außen kommender Antriebe; ja er läuft selbst gegen den Willen der Betreffenden ab. Das zeigte sich mir recht drastisch ein paarmal bei Gelegenheit von Fliegerangriffen, wo keiner meiner hysterischen Anfallspatienten im Keller oder auf dem Wege dorthin einen Anfall bekam (er konnte annehmen, daß er bei wirklicher Gefahr durch ihn nur in eine prekäre Lage kommen mußte), wo dagegen einige der reaktiv-psychogenen Anfallspatienten mit solchen reagierten. Im Gegensatz zu den hysterischen Patienten ist auch der weitere Krankheitsverlauf bei diesen Patienten ein anderer: bei Fernhaltung irritierender Momente wird die Reagibilität allmählich geringer, so daß im Laufe der Zeit selbst stärkere Reize wieder anstandslos ertragen werden, während die Krampfbereitschaft, die in der hysterischen Psyche liegt, natürlich

[1]) Bonhöffer: Erfahrungen über Epilepsie und Verwandtes im Feldzug. Monatsschr. f. Psych. u. Neurol. **38.** 1915.

durch eine auch noch so lange Lazarettbehandlung nicht vermindert wird. Auf sie wirkt nur die Versetzung in das Milieu, welches ihren Wunschtendenzen entspricht.

Diese „reaktiv-psychogenen“ Anfälle haben ganz und gar nichts mit den „affekt-epileptischen“ (Braatz) oder „reaktiv-epileptischen“ (Bonhöffer) gemein, da wir es bei diesen mit Psychopathen, Degenerierten, Instablen, Epileptoiden (Wilmanns) zu tun haben, bei welchen wir epilepsieähnliche Anfälle als Reaktion auf äußere emotionelle Ereignisse auftreten sehen; bei unseren Kranken handelt es sich aber gerade um bis dahin gesunde, nicht belastete, nicht nervöse Individuen.

Sie sind auch von den „psychasthenischen“ Anfällen zu trennen, bei welchen es sich um körperlich debile Leute mit labilem Vasomotorium handelt, die im Anschluß an starke körperliche Überanstrengungen, aber auch an psychische Erregungen, mit einfachen Ohnmachten und mehr oder minder ausgedehnten Zuckungen zusammensinken, wobei das Bewußtsein meist nicht völlig geschwunden ist.

Es ist hier nicht der Ort, näher auf alle diese Zustände einzugehen; sie sind hier nur insoweit charakterisiert worden, als ihre Abgrenzung von den echten epileptischen es notwendig erscheinen ließ, ganz besonders im Hinblick auf den Wert der Beachtung der zeitlichen Abhängigkeit der Anfälle, die eines der wichtigsten differentialdiagnostischen Momente bildet.

Was wir, abgesehen von den bei dieser Betrachtung besprochenen Tatsachen und Überlegungen, an für die Epilepsie als solche wichtigen Feststellungen entnehmen konnten, erstreckt sich im wesentlichen auf die Festigung der Epilepsieauffassung als einer pathologischen Gehirnbeschaffenheit. Es sind nur ganz wenige Fälle, bei welchen wir weder durch Betrachtung der Familiengeschichte, noch durch Vorhandensein von mehr oder minder charakteristischen Anzeichen das Vorliegen dieser abnormen Gehirnbeschaffenheit beweisen oder wenigstens wahrscheinlich machen konnten. Und es ist in diesem Zusammenhang doppelt interessant, daß alle die Fälle, bei welchen es sich um posttraumatische Epilepsie handelt, weder eine erbliche Belastung, noch Äußerungen einer von der Norm abweichenden Gehirnbeschaffenheit darboten. Durch diese Gegenüberstellung gewinnt der Wert aller dieser anamnestischen Momente doppelt an Bedeutung. So schließt sich der Kreis, den Familienforschung, Jugendgeschichte, genaueste körperliche Untersuchung und „liebevolle“ anatomische Gehirnerforschung bilden, immer enger, um die abnorme Gehirnbeschaffenheit als das Substrat der epileptischen Erkrankung zu sichern; und es wird die Aufgabe der weiteren Forschung sein, die exogenen Momente im weitesten Sinne, also alle die auf das abnorme Gehirn einwirkenden Umstände, seien es Stoffwechseltoxine, Zirkulationsstörungen oder andere Reizquellen, ausfindig zu machen, welche die Auslösung der einzelnen epileptischen Äußerungen bewirken. Eine Richtung dieser Forschungen verfolgen auch die vorliegenden Untersuchungen.

II. Abteilung.

Schon vor dem Krieg vorhandene epileptische Äußerungen (14 Fälle).

In dieser zweiten Abteilung habe ich Fälle untergebracht, die wohl auch als zur Epilepsie gehörig angesehen werden müssen, wenn es sich auch nicht um das vollausgebildete Krankheitsbild handelt. Wir erschließen die Zugehörigkeit zur Epilepsie aber aus dem Vorhandensein von Äquivalenten oder eines einmaligen Krampfanfalls. Wenn wir allerdings auch das einmalige Auftreten einer epileptischen Manifestation nicht als maßgebend für die Diagnose Epilepsie ansehen dürfen, da ja gerade die aus inneren Ursachen sich vollziehende Wiederkehr der verschiedenen Äußerungen als das Charakteristicum der Erkrankung gilt, so müssen wir doch überlegen, daß die zeitliche und formale Verteilung der einzelnen epileptischen Symptome über das ganze Leben des betreffenden Individuums eine von Fall zu Fall so wechselnde ist, daß wir, zumal, wenn wir einen noch jugendlichen Patienten vor uns haben, noch nicht berechtigt sind, die Zugehörigkeit zur Epilepsie deswegen abzulehnen, weil das betreffende Symptom bisher isoliert aufgetreten ist. Wir werden auch bei dieser Abteilung die gleichen Überlegungen anstellen müssen, wie bei der ersten und werden noch mehr als dort den zeitlichen Einfluß der exogenen Schädigungen ins Auge fassen müssen, ehe wir von einer Verschlimmerung der Krankheit durch sie sprechen dürfen, zumal wir die zufällige Koinzidenz einer Umformung der epileptischen Äußerungen mit dem Kriegsdienst nie werden ausschließen können. Durch die Ergebnisse der Betrachtung der ersten Abteilung aber, wo wir den Einfluß der exogenen Momente auf sichere Epilepsie kennengelernt haben, werden wir in dieser Hinsicht festeren Boden unter uns haben. Und wenn man dann unter Zugrundelegung der während des Kriegsdienstes beobachteten Äußerungen das frühere Leben der betreffenden Patienten betrachtet, wird sich durch das Vorliegen der verschiedenen, zur epileptischen Anlage gehörenden Symptome vor der Kriegszeit die wichtige Tatsache ergeben, daß es keine, durch äußere Schädlichkeiten allein bei intaktem Gehirn hervorgerufene Epilepsie gibt.

1. Gruppe.

Früher nur ein oder sehr seltene Anfälle.

33. M., 28 J. Vater Trinker. In der Schule schwer gelernt. Mit 17 Jahren ohne Veranlassung Krampfanfall, mit nachfolgendem Dämmerzustand. Seither hin und wieder Zustände momentanen Gedankenschwundes. Ab- und zu grundlose Verstimmungen. Während der aktiven Dienstzeit gesund, keine Anfälle.

Nach $^3/_4$jährigem Felddienst wieder ein Krampfanfall ohne äußere Veranlassung, mit nachfolgendem Dämmerzustand. Zum zweitenmal ins Feld, keine Anfälle mehr. Wegen Verwundung zurück, auch dabei kein Anfall.

Obj.: Verlangsamung aller Denkvorgänge.

34. T., 34 J. Vater Trinker, Mutter leidet an Kopfschmerzen, ein Bruder an Krampfanfällen mit Bewußtlosigkeit. In der Schule sehr schwer gelernt. Mit 29 Jahren erster Krampfanfall, beginnend mit Kribbeln und Schmerzen in der linken Hand. Nach 3 Jahren noch ein zweiter Anfall mit Zungenbiß. Öfters Schwindelanfälle.

Im Felde nur hin und wieder Schwindel. Nach $^3/_4$jährigem Dienst im Anschluß an die Berührung einer Starkstromleitung bewußtlos. Am nächsten Tage auf dem Marsch bewußtlos umgefallen. Wieder $^3/_4$ Jahr Felddienst, dann ohne äußere Veranlassung Krampfanfall mit nachfolgendem Dämmerzustand.

Obj.: Steht intellektuell auf sehr niederer Stufe.

35. E., 21 J. Mit 2 Jahren Krampfanfälle. Mit 19 Jahren bei der Erntearbeit wieder ein Krampfanfall. Seit mehreren Jahren treten bei ihm Zustände plötzlichen Gedankenschwundes auf, während welcher er vor sich hinstarren soll, keine Antwort gibt, in seinen Verrichtungen innehält.

Im Felde trotz Granatsplitterverletzung am Kopf keine Anfälle. Erst bei seinem zweiten Aufenthalt im Felde (nach $^3/_4$jährigem Dienst) ohne äußere Veranlassung Krampfanfall. Im Lazarett dann keine epileptischen Erscheinungen. Nach einem weiteren Jahr wieder Krampfanfall in Ruhestellung, ein weiterer im Lazarett bei Gelegenheit eines Fliegerangriffs, dabei Verletzung des Gesichts durch Sturz.

Obj.: Stumpfes Wesen, träger Gedankenablauf, verlangsamte Auffassung. Während des 4wöchigen Lazarettaufenthaltes keine Anfälle.

38. H., 32 J. Mutter an Kopfleiden gestorben. Bettnässen bis zum 18. Jahre. Als kleines Kind Krämpfe. Schlechter Schüler. Mit 22 Jahren im Manöver Krampfanfall.

Nach 1jährigem Felddienst traten Zustände von „Unruhe“, verbunden mit Kopfschmerzen auf. 2 Monate später kam er wegen eines ohne äußere Veranlassung aufgetretenen halluzinatorischen Erregungszustandes ins Lazarett, wo ein typisch-epileptischer Anfall beobachtet wurde. In den folgenden 3 Monaten im Lazarett noch 3 Anfälle.

Obj.: Wegen Erregungszustand eingewiesen, klingt im Laufe weniger Tage ab.

37. J., 35. J. Mit 7 Jahren ein nächtlicher Krampfanfall. Nach $^1/_4$jähriger Ausbildung in der Garnison, ohne daß besondere Anforderungen an ihn gestellt worden wären, nächtlicher Krampfanfall mit Zungenbiß.

Obj.: Geringe Intelligenz. Nächtlicher Krampfanfall mit kleinem Zungenbiß beobachtet.

Diese 5 Fälle stehen den Beobachtungen der ersten Abteilung noch am nächsten; ich würde keine Bedenken tragen, sie zur Epilepsie zu rechnen, wenn auch Zahl und Art der Äußerungen nicht das vollausgebildete Krankheitsbild darstellen. In jedem Fall sind doch genügend Anhaltspunkte für diese Auffassung vorhanden: In 33 Belastung, Stigmata, Absencen, Verstimmungen und 1 Krampfanfall; in 34 die gleichen Symptome, dazu noch die Art der Aura, die auf eine lokalisierte Gehirnschädigung hinweist, welche sich zudem auch noch durch die intellektuelle Schwäche dokumentiert; in 35 die Krampfanfälle in der Kindheit, Absencen und 1 Krampfanfall mit 19 Jahren; in 36 Belastung, Stigmata, Krämpfe in der Kindheit, und 1 Krampfanfall mit 22 Jahren; in 37 nächtlicher Krampfanfall im Alter von 7 Jahren. Wenn also selbst die Tatsache des jeweils nur einmal eingetretenen Krampfanfalls uns noch nicht zur Sicherung der Diagnose Epilepsie genügen sollte, so wird die mangelnde Wiederkehr dieses Symptoms, die wir ja als Charakteristicum der Erkrankung zu fordern hätten, durch die Äquivalente in Form von Absencen, Verstimmungen usw. ersetzt; und wo solche fehlen, sind es andere Zeichen, wie erbliche Belastung, Krämpfe in der Kindheit, Stigmata, die nach der vorausgegangenen Besprechung, wenn sie auch nicht typisch für Epilepsie sind, doch bei Hinzukommen von Krampfanfällen die Diagnose stützen.

Von einer Zunahme der epileptischen Erscheinungen wird man höchstens in den beiden letzten Fällen sprechen dürfen, bei allen anderen können wir eine solche ablehnen: bei 33 kam nach längerem Felddienst nur ein einziger Anfall vor, der sich später, selbst nach einer Verwundung, nicht wiederholte; bei 34 trat die Bewußtlosigkeit nur im Anschluß an die Starkstromberührung auf, ein Trauma, das nach den Friedenserfahrungen auch selbst bei einem nicht disponierten Gehirn Epilepsie zur Folge haben kann. Iu diesem Falle schloß sich aber nicht einmal ein Krampfanfall an; dieser ereignete sich vielmehr erst $^1/_2$ Jahr später und braucht um so weniger weder mit dem Trauma, noch mit irgendwelchen sonstigen exogenen Schädigungen in Beziehung gebracht zu werden, als ja vor 2 und vor 5 Jahren schon epileptische Anfälle vorgekommen waren, der letzte Anfall also als die normale Äußerung der bestehenden Krankheit aufgefaßt werden kann. Auch bei 35 können wir von einem Gleichbleiben der epileptischen Manifestationen sprechen, da bei dem 21 jährigen Patienten der letzte Anfall vor 2 Jahren eingetreten war und die Anfälle im Felde sich auch in Intervallen von 1 Jahre zeigten. Bei 36 könnte man insofern von einer Zunahme sprechen, als der letzte Anfall 10 Jahre zurückliegt und nach 1 jährigem Felddienst eine gewisse, allerdings mäßige Häufung der Anfälle eintrat. Und auch bei 37 ist bei dem langen Zurückliegen des ersten Anfalls die Annahme nicht von der Hand zu weisen, daß der zweite und dritte Anfall ohne die Einwirkungen des militärischen Dienstes nicht zustande gekommen wären, zumal der Mann sich schon im 35. Jahre befindet; allerdings wird diese Annahme dadurch erheblich eingeschränkt, daß irgendwelche beträchtlichen Anforderungen während der militärischen Ausbildung an diesen Patienten nicht gestellt wurden.

Diese Beobachtungen beweisen uns aufs neue den geringen Einfluß exogener Schädigungen; und die Tatsache, daß eine Zunahme der Anfälle selbst in Fällen eintritt, wo keine das Maß der früher geleisteten Arbeit übersteigenden Anforderungen (auch in psychischer Hinsicht) gestellt worden waren, rückt die Möglichkeit einer im Wesen der Krankheit liegenden zeitlichen Häufung ihrer Symptome aufs neue sehr in den Vordergrund und mahnt, den Einfluß äußerer Momente nicht zu überschätzen.

Eine wie geringe Rolle akute psychische und somatische Traumata spielen, zeigen uns Fälle, wie 33 und 35, wo selbst nach einer Kopfverletzung keine Anfälle eintraten und 34, wo auch die Starkstromberührung in ihren akuten Folgeerscheinungen nicht einmal Krampfanfälle zeitigte. Solchen Erfahrungen gegenüber, die durch die mannigfachen vorausgegangenen Beispiele noch ergänzt werden, beweist das isolierte Zusammentreffen eines Krampfanfalls mit einem psychischen emotionellen Ereignis, wie dem Fliegerangriff bei 35, gar nichts, da wir hierin eine zufällige Koinzidenz erblicken dürfen; es soll aber keineswegs in Abrede gestellt werden, daß ein akuter psychischer Shock einen Krampfanfall auslösen kann; dafür haben wir genügende Beweise und sehen auch keinen Grund, weshalb nicht bei einem hyperreagiblen Gehirn ein Shock durch die akuten Zirkulationsstörungen, die er setzt, diese Wirkung haben sollte. Daß aber diese Auslösung bei epileptischen Anfällen (im Gegensatz zu psychogenen) zu den Ausnahmen gehört, beweisen meine Beobachtungen zur Genüge.

2. Gruppe.

Früher nur Anfälle von Schwindel oder Bewußtlosigkeit ohne Krämpfe.

38. St., 41 J. Keine Belastung. Schon in der Schule „nervös", vergeßlich. Mit 18 Jahren erster Anfall: grundlos, in Ruhe. Bewußtlos hingestürzt. Blutete aus dem Mund, weiß nichts von Krämpfen. Zweiter Anfall von gleichem Typus nach $^3/_4$ Jahr. Während der aktiven Dienstzeit keine Anfälle. Mit 31 Jahren dritter Anfall: bei einer Seereise fiel er aus dem Bett, zog sich in Bewußtlosigkeit Armverrenkung zu; keine Krämpfe. Mit 37 Jahren vierter Anfall: bei einer Geschäftsreise in der Eisenbahn, wieder nur bewußtlos, weiß nichts von Krämpfen.

War freiwillig im Felde. Während $1^3/_4$ Jahren keine Anfälle. Später in der Garnison nach anstrengendem Marsch im Quartier Bewußtlosigkeit, dabei leichte Schulterluxation.

Obj.: Tyrannisches Wesen, kommandiert gern. Drängt aus dem Lazarett zum Dienst.

39. K., 35 J. Keine Belastung. Seit dem 10. Jahre Anfälle von Schwindel und Bewußtlosigkeit, die in Abständen von Wochen bis Monaten unabhängig von äußeren Momenten auftraten. Bei einem derartigen Anfall Verletzung des Armes an einer Kreissäge.

Während seiner Dienstzeit ($^1/_4$ Jahr) keine Änderung dieser Zustände, die im Dienst und später im Lazarett in der gleichen Häufigkeit, immer ohne äußere Veranlassung, auftraten.

Obj.: Stumpfes Wesen, Gedankenarmut. Während der 4wöchigen Lazarettbeobachtung keine Anfälle.

40. W., 22 J. Ein Bruder leidet an Dämmerzuständen. In der Schule schlecht gelernt. Etwa seit dem 15. Jahre bestehen bei ihm Zustände anfallsweise auftretenden Schwindelgefühls, bei welchen er sich festhalten muß, um nicht hinzufallen. Ein einziges Mal sei er auch in bewußtlosem Zustand umgefallen.

Nach $1^1/_2$jährigem Felddienst trat ein Anfall von Bewußtlosigkeit ohne Krämpfe auf; keine äußere Veranlassung. Tat weiter Dienst. Nach $^1/_2$ Jahr zweiter Anfall, wieder ohne äußere Veranlassung; auch danach keine Krankmeldung. Ein Monat später dritter Anfall, im Schlaf, fiel dabei aus dem Bett, soll um sich geschlagen haben. Daneben die früheren Schwindelzustände, hin und wieder Gefühl des Ameisenlaufens am ganzen Körper.

Obj.: Differente, aber gut reagierende Pupillen. Wassermann im Blut negativ. Psychisch fällt eine gewisse Erschwerung des sprachlichen Ausdrucksvermögens auf. Während der 4 wöchigen Beobachtung keine Anfälle.

41. K., 31 J. Großmutter, Vater, eine Schwester geisteskrank. In der Schule schlecht gelernt. Während der aktiven Dienstzeit gesund. Vor 3 Jahren im Bergwerk stürzte er in einem Anfall von Schwindel bewußtlos hin, zog sich dabei eine Knochenverletzung des Schädels zu.

Nach $1^1/_2$jähriger Felddienstzeit lief er eines Tages ohne jede äußere Veranlassung in einem Dämmerzustand von der Truppe fort, legte ca. 30 km zu Fuß zurück, wurde aufgegriffen, hatte am folgenden Tage keinerlei Erinnerung an alle Vorgänge.

Obj.: Auf dem rechten Scheitelbein Knochendelle (vom ersten Anfall herrührend). Sehr geringe Schulkenntnisse. Im Lazarett auf (verbotenen) sehr geringen Alkoholgenuß kurzer Erregungs- und Verwirrtheitszustand. Sonst sehr diszipliniertes Benehmen.

Auch bei den 4 zu dieser Gruppe gehörenden Fällen liegen Anhaltspunkte vor, welche gestatten, sie als epileptisch anzusehen. Die aus inneren Ursachen heraus aufgetretenen Anfälle von Bewußtlosigkeit bei 38 dokumentieren ihre sehr wahrscheinliche epileptische Genese durch die Intensität der Verletzungen, die infolge des rücksichtslosen Hinstürzens fast jedesmal zustande kamen. Das gleiche gilt von Fall 39, wo in einem derartigen Anfall eine schwere Kreissägenverletzung eintrat, ein Vorkommnis, das von vornherein den psychogenen Charakter der Schwindelanfälle höchst unwahrscheinlich erscheinen läßt; auch die Unabhängigkeit des Auftretens der Zustände von äußeren Momenten spricht gegen eine derartige Auffassung. Als epileptisch dürfen wir wohl auch Fall 40 ansehen mit Rücksicht auf die erbliche Belastung, die Schwierigkeiten beim Schulbesuch, die anfallsweise auftretenden

Schwindelzustände und den einen mit Bewußtseinsverlust einhergegangenen Anfall. Die schwere erbliche Belastung in Fall 41, das schlechte Fortkommen in der Schule und die erhebliche Kopfverletzung, die bei dem einzigen, vor der Dienstzeit beobachteten Anfall vorkam, machen auch hier die epileptische Genese der Zustände wahrscheinlich.

Es hängt ja ganz von der Umgrenzung des Epilepsiebegriffes ab, ob man hier schon von der Krankheit Epilepsie sprechen will oder nur von epileptischer Veranlagung. Meiner Meinung nach wird man sicher die ersten 3 Fälle als Epilepsie bezeichnen müssen, da wir es hier mit der anfallsweisen Wiederkehr von epileptischen Äußerungen zu tun haben, was bei Fall 41, wo nur ein einziger Anfall von Bewußtlosigkeit vorgekommen war, nicht der Fall ist. Allerdings sind wir auch in solchen Fällen nicht berechtigt, aus der Tatsache des bisher isolierten Vorkommens eines derartigen Zustandes die Diagnose Epilepsie abzulehnen, da wir ja noch nichts über den weiteren Verlauf des Leidens aussagen können. Eine Erkrankung, deren Äußerungen hinsichtlich ihrer zeitlichen Verteilung über das ganze Leben so verschiedenartig sind, wird nie nach dem zahlenmäßigen Vorkommen ihrer Symptome diagnostisch bewertet werden dürfen. Wir werden vielmehr in Fällen, wo die Zahl der einzelnen Manifestationen zu gering ist, um aus ihrer regelmäßigen Wiederkehr diagnostische Anhaltspunkte gewinnen zu können, auf die Begleitumstände dieser einen Äußerung und auf sonstige Charakteristica besonderes Gewicht legen. Wenn wir dann aber finden, daß für diesen einzigen Anfall keine äußeren Umstände maßgebend waren, daß er eine schwere Verletzung zur Folge hatte, daß schon in der Kindheit sich Zeichen einer mangelhaften Gehirnanlage finden, daß schließlich auf eine solche auch schwere erbliche Belastung hinweist, so werden wir mit größter Wahrscheinlichkeit auch ohne das Vorkommen regelmäßiger Anfälle oder deren Äquivalente Epilepsie für vorliegend halten dürfen. Es geht uns hier nicht anders, als z. B. bei manisch-depressivem Irresein, wo wir aus einem zur Beobachtung gekommenen Anfall das Periodische der Erkrankung nicht erschließen können, wo wir aber auf Grund der Erfahrung bei anderen Kranken doch die Zugehörigkeit zu dieser Gruppe aussprechen werden. Wir dürfen eben bei der Epilepsie nicht vergessen, daß der Krampfanfall, der Anfall von Bewußtlosigkeit usw. nur ein Symptom der Erkrankung ist und das es eben Epilepsien gibt, die sich nie in so grobsinnfälliger Weise, sondern nur durch psychische Veränderungen äußern.

Der Epilepsiebegriff wird nicht klarer, wenn wir in solchen Fällen von „epileptischer Veranlagung“, „epileptischer Reaktionsfähigkeit“ sprechen. Ich verstehe darunter ein Gehirn, das entweder auf Grund abnormer Anlage, oder auf Grund früh erworbener Veränderungen in einen Zustand besonderer Reizbarkeit versetzt ist, der es befähigt, auf Reize, die an es herantreten, mit Krämpfen, mit Bewußtseinstrübungen usw. zu reagieren. Das ist noch keine Epilepsie. Zum Vorhandensein dieser Erkrankung gehört, daß die betreffenden Reize aus im Organismus begründeten Ursachen sich periodisch bilden oder sich dauernd bilden, und wenn sie eine gewisse Höhe erreicht haben, zum genügenden Reiz für das Gehirn werden. Es kann demnach eine epileptische Veranlagung das ganze Leben hindurch bestehen, ohne daß sich je hieraus eine Epilepsie entwickelt. Ich würde andererseits auch nicht von einer Epilepsie sprechen, wenn auf Grund einer derartigen gesteigerten Reagibilität exogene Momente, wie z. B. übergroße Strapazen des Felddienstes, Vergiftungen irgendwelcher Art, auch Darmtoxine usw. vorübergehend, d. h. solange diese Reizstoffe wirken, epileptische Äußerungen zeitigen. Daß das möglich ist, werden die späteren Beobachtungen zeigen. Ob es weiterhin eine echte Epilepsie gibt, bei welcher nicht diese 2 Faktoren (reizbares abnormes Gehirn, Reizstoffe) zum Zustandekommen der Erkrankung gehören, sondern wo wir einen fortschreitenden krankhaften Gehirnprozeß voraussetzen müssen, ist noch durchaus nicht geklärt und nach den bisherigen anatomischen Ergebnissen auch nicht einmal wahrscheinlich.

Nachdem wir also diese 4 Fälle auf Grund der früheren Symptome schon als Epilepsie ansprechen durften, können wir die späteren Äußerungen während des Felddienstes auch noch diagnostisch verwerten und müssen in diesen nur eine weitere Bestätigung für die Berechtigung der Diagnose erblicken. Das gilt für den Anfall bei 38, dessen Bewußtseinstrübung wiederum so schwer war, daß er zu einer Verletzung führte, das gilt auch für den nächtlichen Anfall bei 40, das gilt für den sicher epileptischen Dämmerzustand bei 41, dessen abnorme Gehirnkonstitution sich auch in dem pathologischen Rauschzustand dokumentiert.

In voller Übereinstimmung mit unseren früheren Erfahrungen finden wir in 3 Fällen (38, 39, 41) keine Zunahme der Erscheinungen; nur bei 40 könnten wir schließlich von einer solchen sprechen, aber auch hier nur insofern, als die epileptischen Äußerungen, die früher nur mit Schwindelanfällen in die Erscheinung getreten waren und sich nur ein einziges Mal als eigentlicher Anfall von Bewußtlosigkeit gezeigt hatten, im Felde noch 3 mal in dieser Form auftraten. Da es sich aber um ein sehr jugendliches Individuum handelte, so steht der Auffassung, daß dieser Verlauf nur der natürlichen Weiterentwicklung der Erkrankung entsprochen hätte, absolut nichts im Wege, um so weniger, als es sich nicht etwa um eine akute Häufung solcher Anfälle handelte, sondern um ein Auftreten derselben in langen Intervallen.

In allen Fällen imponiert wieder die Unabhängigkeit von akuten äußeren Momenten. Das tritt weniger in den Fällen hervor, wo wir nur einen Anfall notiert finden, oder wo es sich nur um einfache Schwindelzustände handelte, als besonders in Fall 40, wo mehrfache Anfälle von Bewußtseinsverlust vorkamen, zumal diese des Nachts aufgetreten waren. Gerade diese Unbeeinflußbarkeit, die nach unsern bisherigen Erfahrungen so sehr der Epilepsie eigentümlich ist, sichert nicht nur die Diagnose dieser Fälle, sondern gibt auch meiner obigen Auffassung des Falls 40 recht, wonach wir hier keine Verschlimmerung der Erkrankung vor uns haben, sondern nur eine durchaus programmäßige Wiederkehr des früheren Anfalls als Ausdruck der normalen Fortentwicklung der Erkrankung.

3. Gruppe.

Früher Absencen und andere Äquivalente.

42. K., 21 J. Bettnässen bis zum 7. Jahr. Vom 15. Jahre ab Zustände von „Hitze im Kopf", momentaner Gedankenabwesenheit; kamen ca. alle Monate.

Nach $^3/_4$jähriger Dienstzeit im Felde nächtlicher Krampfanfall, an welchen er hinterher keine Erinnerung hatte. Machte weiter Dienst. Ein Monat später zweiter Krampfanfall, wiederum nachts im Schlaf. Keine veranlassenden Momente.

Obj.: Im Lazarett kein Anfall, keine Äquivalente.

43. S., 29 J. Seit 3 Jahren Zustände momentaner Bewußtseinstrübung; auf die er bisweilen nur von der Umgebung aufmerksam gemacht wird; kamen ca. alle 3 Wochen.

Im Felde die früheren Zustände und mehrere Sekunden dauernde Schwindelzustände. Im Lazarett, wohin er nach $^1/_2$ Jahr wegen Psoriasis kam, ohne äußere Veranlassung epileptischer Anfall mit Zungenbiß. Im Laufe des folgenden halben Jahres noch 4 solcher Anfälle.

Obj.: Hastiges, aufgeregtes Wesen, reizbar.

44. H., 29 J. Ein Neffe geisteskrank. Von jeher reizbar. Seit Jahren Zustände momentaner Bewußtseinstrübung. Hat, obgleich er ein Handwerk gelernt hat, meist als Gelegenheitsarbeiter gearbeitet. Während der aktiven Dienstzeit gesund.

Nach 1jähriger Dienstzeit im Felde, ohne äußere Veranlassung im Felde nächtlicher Erregungszustand, an den er hinterher keine Erinnerung hatte. Auch im Lazarett, wohin man ihn brachte, einmal nachts aus dem Bett aufgestanden, umhergelaufen; hinterher keine Erinnerung. Kam wieder ins Feld. Wegen eines gleichen Zustandes wieder ins Lazarett, wo er wiederum nachts das Bett verließ, gegen die Tür schlug, verwirrt sprach. Hinterher Amnesie an alle Vorgänge.

Obj.: Während der 4wöchigen Lazarettbeobachtung keine pathologischen Zustände, gereizte Stimmung.

45. R., 19 J. Litt seit der Kindheit bis vor 3 Jahren an Nachtwandeln, ca. alle 1—2 Wochen. Hinterher Amnesie.

Nach $^1/_4$jährigem Dienst ohne äußere Veranlassung wieder Nachtwandeln, stürzte dabei aus dem zweiten Stock.

Obj.: Im Lazarett hier zweimal Zustände von Nachtwandeln beobachtet, an die er am folgenden Tage keine Erinnerung mehr hatte.

46. S., 29 J. Vater Trinker. Bruder und Mutter Epileptiker. Bettnässen bis zum 12. Jahre. Pavor nocturnus. Später anfallsweise Kopfschmerzen, grundlose Verstimmungszustände, kurz dauernde Schwindelanfälle.

$2^1/_2$ Jahre im Felde. Nur vorübergehendes Wiederauftreten der früheren Zustände im Anschluß an fieberhafte Infektionskrankheit. Ins Lazarett wegen allgemeiner nervöser Erschöpfung.

Obj.: Neurasthenischer Charakter, hypochondrisch veranlagt.

Wir können auf Grund der anamnestischen Angaben in allen 5 Fällen von epileptischer Veranlagung oder besser noch von larvierter Epilepsie sprechen. Die „Zustände momentaner Bewußtseinstrübung“ in den ersten 3 Fällen sind sicher als Absencen aufzufassen; auch das Nachtwandeln bei 45 können wir als epileptisches Äquivalent ansehen, da es sich aus der Kindheit bis in die Pubertät erhalten hat, und vor allem, weil die Bewußtseinstrübung so hochgradig war, daß dabei ein so schwerer Unfall, wie der Sturz aus dem 2. Stock, geschehen konnte, was zum mindesten nicht für eine hysterische Genese des Zustandes spricht. Bei 46 kann man wohl über die Rubrizierung der krankhaften Persönlichkeit streiten: es steht der Auffassung als psychopathisches Individuum nichts im Wege; immerhin scheint mir die anfallsweise Wiederkehr der krankhaften Erscheinungen doch mehr für die Auffassung einer larvierten Epilepsie zu sprechen.

Eine Fortbildung der Erkrankung finden wir nur in den ersten drei Fällen: Bei 46 ist trotz der $2^1/_2$jährigen Strapazen keinerlei Verschlimmerung eingetreten; das Nachtwandeln, das bei 45 schon nach $^1/_4$jähriger Dienstzeit wiederkehrte, ist, da es noch bis vor 3 Jahren bestanden hatte, nicht als Weiterentwicklung der Erkrankung aufzufassen, zumal es sich schon zu einer Zeit wiedereinstellte, als noch gar keine Anforderungen an den Patienten gestellt worden waren. In den anderen 3 Fällen wird man sich die Frage vorlegen müssen, ob es sich wirklich um eine durch die exogenen Schädigungen bewirkte Weiterbildung der Erkrankung handelt, oder ob nicht nur eine normale Entwicklung vorliegt. Wenn es natürlich auch nicht möglich sein wird, diese Frage mit Sicherheit zu entscheiden, so haben wir doch gewisse Anhaltspunkte, die mehr für die zweitgenannte Entscheidung sprechen: bei 42 und 44 traten erst nach längerer Dienstzeit der Anfall bzw. der Erregungszustand auf; in beiden Fällen handelt es sich um nächtliche Vorkommnisse, welchen keinerlei besonderen erregenden oder erschöpfenden Momente vorausgegangen waren. Bei 43 gar waren die Anfälle gar nicht mehr im Felde, sondern in der Ruhe des Lazaretts aufgetreten, wohin der Patient aus einem anderen Grunde gekommen war. Alle 3 Patienten stehen zudem noch in relativ jugendlichem Alter, wo bei der bestehenden Anlage mit einer Fortentwicklung der Erkrankung aus inneren Ursachen gerechnet werden darf.

So sehe ich also kein Hindernis, in diesen Fällen von einer selbständigen Weiterentwickelung der in larvierter Form vorhanden gewesenen epileptischen Erkrankung zu sprechen. Ich will allerdings die Möglichkeit einer ungünstigen Beeinflussung durch die exogenen Momente des Felddienstes nicht ablehnen: man könnte sich sehr wohl vorstellen, daß die gesteigerten Anforderungen nicht sofort eine Stoffwechselstörung zur Folge hatten, sondern daß erst im Laufe der Zeit innersekretorische Anomalien auftreten, welche bei dem disponierten Gehirn dann zu den epileptischen Äußerungen führten. Da wir das im einzelnen Falle nicht beweisen können, werden wir uns nach anderen Beweismöglichkeiten umsehen müssen, und finden solche, die für die Unabhängigkeit von exogenen Momenten sprechen, abgesehen von den oben angeführten Tatsachen, in der Vergleichung der Zahl dieser Fälle mit der in den früheren Abteilungen angeführten, bei welchen die gleichen exogenen Schädigungen keine Zunahme der epileptischen Äußerungen zur Folge hatten. Wir wollen die endgültige Führung dieses Beweises bis zum Schlusse aufsparen, wenn wir die Gesamtzahlen miteinander vergleichen können.

Die Betrachtungen, die sich an die Fälle dieser zweiten Abteilung anschlossen, haben zunächst einmal in Fortführung der Lehren, die sich aus der ersten Abteilung ergeben haben, zu dem wichtigen Ergebnis geführt, daß diejenigen Patienten, die scheinbar zum erstenmal während des militärischen Dienstes einen epileptischen Anfall bekamen, nicht bis dahin gesund, sondern daß auch sie Epileptiker waren, wenn sich die Erkrankung auch nicht durch grobsinnfällige Symptome äußerte. Dem Bilde der vollausgebildeten Epilepsie glichen noch am meisten die Fälle der ersten Gruppe, wo früher doch schon Anfälle, wenn auch in so geringer Zahl (meist nur einer), vorgekommen waren, daß nur aus dem Vorhandensein anderer, für Epilepsie zu verwertender Symptome, wie Belastung, Stigmata, epileptische Äquivalente usw. die nötigen Anhaltspunkte für die Diagnose gewonnen werden konnten. Die gleichen und ähnliche Fälle veranlaßten uns, auch die Fälle der zweiten Gruppe dieser Abteilung der Epilepsie zuzurechnen, wenn hier auch keine echten Krampfanfälle vorangegangen waren, sondern nur Schwindelanfälle und tiefe Bewußtseinstrübungen. Und das gleiche gilt schließlich auch für die dritte Gruppe, in der Patienten untergebracht sind, die nur charakteristische epileptische Äquivalente aufwiesen.

Wenn selbst bei diesen klaren Fällen in Krankengeschichten und militärärztlichen Zeugnissen, wie ich es oft lesen konnte, immer wieder die Ansicht vertreten wurde, daß es sich um im Felde zum erstenmal aufgetretene Epilepsie handelt, so rührt das von der falschen Bewertung des epileptischen Anfalls für die Diagnose Epilepsie her. Wir dürfen nie vergessen, daß der epileptische Anfall doch nur ein Symptom der Epilepsie ist, daß aber bei der großen Zahl der epileptischen Äußerungen und ihrer unregelmäßigen Verteilung über das ganze Leben nie er allein maßgebend für die Diagnose sein darf. Haben das schon die Beobachtungen der ersten Abteilung gezeigt, so werden wir durch die Fälle der zweiten Abteilung noch mehr darauf hingewiesen, das ganze Leben unserer Patienten aufs genaueste nach epileptischen Äußerungen zu durchforschen, da alle diese scheinbar nebensächlichen Momente für die Feststellung der Erkrankung viel wesentlicher sind, als der einzelne Krampfanfall, der, wie wir ja gesehen haben, in sich gar nicht die Charakteristica zu tragen braucht, aus welchen wir die Diagnose zu stellen vermöchten.

Gerade die Fälle, bei welchen überhaupt nur ein Krampfanfall vorgekommen ist, weisen besonders auf den Wert der Beachtung der anderen epileptischen Manifestationen hin, da es mir nicht berechtigt erscheint, aus dem Vorkommnis eines einmaligen Krampfanfalls schon die Diagnose Epilepsie abzuleiten, selbst wenn der Anfall auch alle charakteristischen Zeichen einer solchen aufweist. Denn wir werden, um keine Verwirrung in den Epilepsiebegriff hineinzubringen, immer eine „anfallsweise Wiederkehr" der einzelnen epileptischen Zeichen verlangen müssen, nicht nur das gelegentliche Auftreten eines einzelnen Symptoms. Ja, wir werden noch weitergehen müssen und verlangen, daß diese Wiederkehr aus inneren Ursachen heraus erfolge, nicht als Reaktion auf exogene Momente. Das ist nötig, um den Begriff der epileptischen Reaktionsfähigkeit fester zu umgrenzen; ich sagte schon, daß ich hierunter nur den Zustand einer besonderen Reagibilität des Gehirns verstanden wissen möchte, der hervorgerufen ist entweder durch eine abnorme Gehirnanlage, oder durch eine früh erworbene Gehirnveränderung; zur Epilepsie gehört aber außer diesem hyperreagiblen Gehirn, als dem Substrat der epileptischen Äußerungen, noch eine Reizquelle, die wohl in der Hauptsache in Störungen des Körperhaushaltes zu suchen sein wird. Erst beim Zusammentreffen dieser 2 Faktoren dürfen wir von der Krankheit Epilepsie sprechen. (Ich sehe hierbei von den Epilepsieformen ab, wo ein anatomischer Prozeß, z. B. an einer Duranarbe, durch seine Weiterbildung Veranlassung zum Auftreten lokalisierter epileptischer Krämpfe gibt, die sich infolge der ausgedehnten Kontaktmöglichkeit im Gehirn allgemein verbreiten. Ob es eine Epilepsie gibt, als deren Substrat wir einen langsam fortschreitenden anatomischen Prozeß im ganzen Gehirn ansehen dürfen, ist durch die bisherigen anatomischen Untersuchungen noch keineswegs bewiesen.) Wir werden daher dann noch nicht von

Epilepsie sprechen dürfen, wenn ein „sensibilisiertes“ Gehirn oder gar ein normales auf irgendwelche exogenen Reize mit einem Krampfanfall, einer Bewußtlosigkeit usw. reagiert; wir dürfen das auch nicht, wenn die Reize selbst im Organismus gebildete Toxine, wie etwa bei einer intestinalen Erkrankung, sind, da es sich hierbei nur um die vorübergehende Reaktion des Gehirns auf die eine gewisse Zeitlang im Organismus vorhandenen Reizstoffe handelt. Kehrt die Produktion solcher, um bei dem Beispiel zu bleiben, intestinaler Reizstoffe aber in mehr oder minder regelmäßigen Abständen während des Lebens wieder, und liegt gleichzeitig ein epileptisch prädisponiertes Gehirn vor, so hätten wir die spezielle Form der echten Epilepsie vor uns, bei welcher periodisch wiederkehrende Darmstörungen die jeweilige Reizquelle für die epileptischen Äußerungen liefern.

Wenn wir aber so aus dem Vorkommnis einer einzelnen epileptischen Manifestation noch keine Schlüsse auf die Krankheit Epilepsie ziehen dürfen, so werden wir doch die Tatsache des isolierten Vorkommens einer solchen Äußerung auch nicht dazu verwerten dürfen, die Diagnose abzulehnen. Denn wir müssen uns ja immer vor Augen halten, zumal, wenn wir jugendliche Patienten vor uns haben, daß es sich hierbei um das erste Auftreten dieser epileptischen Äußerungsform handeln könnte, die sich nur deshalb bisher nicht wiederholte, weil es zufällig im Krankheitscharakter des betreffenden Falles lag, den wir an einem für diese Beurteilung noch zu frühen Zeitpunkt vor uns haben. Beobachtungen, wie sie in der zweiten Abteilung niedergelegt sind, haben uns gezeigt, daß wir in solchen Fällen im Verlauf der normalen Fortentwicklung der Erkrankung weitere gleiche Äußerungen zu erwarten haben.

Solche Überlegungen müssen uns besonders dann gegenwärtig sein, wenn es sich darum handelt, zu entscheiden, ob eine Verschlimmerung der epileptischen Erkrankung durch die Einwirkung exogener Momente geschehen ist; die theoretische Möglichkeit einer solchen werden wir auf Grund der oben angestellten Betrachtungen nicht von der Hand weisen können, da wir wissen, daß die somatischen und psychischen Einwirkungen, wie sie der militärische Dienst, besonders der Felddienst, mit sich bringen, imstande sind, durch Beeinflussung der innersekretorischen Drüsen Stoffwechselstörungen hervorzurufen, die wir als Reizquelle für das disponierte Gehirn ansprechen dürfen, und die wohl auch die der Epilepsie zugrunde liegende, bisher nur durch gewisse biologische, chemische und morphologische Veränderungen nachweisbare Stoffwechselstörung in ungünstigem Sinne (vorübergehend oder dauernd?) zu beeinflussen vermögen. Im einzelnen Falle wird es schwer sein, den Anteil der exogenen Momente an einer Zunahme der epileptischen Äußerungen zu bestimmen, da wir nie mit Sicherheit den in der normalen Fortentwickelung der Erkrankung liegenden Anteil werden berechnen können. Wir können daher nur so zu Werke gehen, daß wir zunächst die Fälle ausschalten müssen, wo der Charakter der epileptischen Symptome sich in der zeitlichen Verteilung nicht verändert hat. Die restierenden Fälle sind entweder solche, wo nur die Form der Symptome eine Steigerung erfahren hat, indem beispielsweise zu den früheren Absencen jetzt echte Krampfanfälle hinzugekommen oder an ihre Stelle getreten sind, oder solche, wo die Zahl der Symptome, oder schließlich solche, wo Zahl und Form der Symptome quantitativ und qualitativ zugenommen haben. Sicher werden wir eine formale Änderung am wenigsten im Sinne einer Verschlimmerung durch exogene Momente ansprechen dürfen, um so weniger, wenn wir es mit jugendlichen Individuen zu tun haben, bei welchen die ersten epileptischen Äußerungen erst wenige Jahre zurückliegen. Dagegen werden wir eine Beeinflussung dann nicht von der Hand weisen können, wenn wir Leute vor uns haben, die viele Jahre hindurch keine, oder sehr geringfügige epileptische Symptome geboten haben und jetzt eine gewisse Häufung zeigen. In solchen Fällen können wir schlecht von einem zufälligen Zusammentreffen des Vorhandenseins äußerer schädigender Momente mit einer in der Krankheit liegenden Veränderung ihrer Äußerungen sprechen, wenn uns auch Beobachtungen zur Vorsicht mahnen, wo eine Zunahme der Anfälle nach ganz kurzer Dienstzeit eintrat, in der auch nach den Angaben der betreffenden Kranken irgendwelche abnorm hohe Anforderungen, die über das frühere Arbeitsmaß hinausgingen, nicht gestellt wurden. Man könnte in solchen Fällen höchstens den Einfluß der psychischen Faktoren geltend machen, der aber, wie die Beobachtungen gezeigt haben, wenigstens was die Wirkung eines akuten emotionellen Erlebnisses anlangt, verschwindend gering ist. Vor einer Überbewertung des Einflusses exogener Momente wird uns schließlich auch noch die Überlegung bewahren, daß bei sicherer Epilepsie, wie die Fälle der ersten Abteilung lehren, eine ungünstige Beeinflussung so außerordentlich selten ist.

Wenn wir mit diesem kritischen Rüstzeug ausgestattet, aber auch nicht einseitig nach dieser Richtung eingestellt, an die Beobachtungen der zweiten Abteilung herantreten, so sehen wir, daß von den 14 Fällen bei 8 (33, 34, 35, 38, 39, 41, 45, 46) überhaupt keine Zunahme der epileptischen Äußerungen eintrat, daß es sich bei einem (40) höchstwahrscheinlich, sicher bei dreien (42, 43, 44) um die normale Fortentwickelung der Erkrankung gehandelt hat, und daß nur bei einem (36) von einer sicheren Zunahme, bei einem (37) von einer fraglichen gesprochen werden kann, also ein Ergebnis, das durchaus im Sinne der aus der ersten Abteilung gezogenen Schlußfolgerungen spricht, wonach der Einfluß der exogenen Momente ein ganz außerordentlich geringer ist. Die Gültigkeit dieses Satzes wird noch dadurch bekräftigt, daß wir wieder die fehlende Abhängigkeit der einzelnen epileptischen Äußerungen von akuten exogenen Einwirkungen psychischer und somatischer Art feststellen konnten: Verwundungen, selbst solche des Kopfes waren ohne Wirkung; die Anfälle traten nicht bei Beschießungen auf, sondern in der Ruhe, häufig sogar des Nachts. Gegen diese sich immer wieder bestätigende Tatsache vermag eine einzelne Beobachtung, wie 35, wo ein Anfall bei Gelegenheit eines Fliegerangriffs auftrat, nichts auszurichten, wenn andererseits ein solcher Fall, sofern wir nicht an ein zufälliges Zusammentreffen denken wollen, uns doch auch zeigt, daß ein epileptischer Anfall gelegentlich einmal doch auch durch eine psychische Einwirkung ausgelöst werden kann. Im allgemeinen werden wir aber auch nach den Erfahrungen dieser Abteilung an der gesetzmäßigen Bedingtheit der epileptischen Manifestationen durch im Organismus liegende Faktoren festhalten müssen.

III. Abteilung.

Nervös disponierte Individuen.
(5 Fälle.)

In dieser Abteilung sollen Fälle beschrieben werden, bei welchen zum erstenmal während des Kriegsdienstes epileptische Symptome in die Erscheinung traten, bei welchen aber die genaue Betrachtung der Vorgeschichte Anhaltspunkte für die Annahme des Vorliegens eines irgendwie abnormen Gehirns ergab, sei es, daß es sich um eine pathologische Gehirnanlage handelt, sei es, daß ein Kopftrauma die Ursache für die Krampfdispositon abgab oder, daß wir schließlich Veranlassung hatten, auf das Vorhandensein epileptischer Manifestationen auch schon vor dem Kriege aus bestimmten Überlegungen zu schließen.

Es sind das also Fälle, wo man von einer latenten epileptischen Disposition sprechen könnte, die sich durch die exogenen Schädigungen des Kriegsdienstes zu echten epileptischen Äußerungen weiter entwickelt hat.

47. W., 24 J. Keine Belastung. Keine Stigmata. Seit 1912 beim Militär. 1913 Unfall durch Sturz vom Reck, dabei bewußtlos. Litt eine Zeitlang hinterher an Kopfschmerzen, diente weiter. Etwa nach 1 Jahr Krampfanfall mit Zungenbiß. Kam bei der Mobilmachung ins Feld; 1mal wegen Verwundung, 1mal wegen Knöchelbruch im Lazarett. März 1916 traten im Felde dann wieder 3 Krampfanfälle in Abständen von 1—2 Wochen auf, ohne äußere Veranlassung.

Obj.: Zungenbißnarbe. Psychisch o. B. Während der 4wöchigen Lazarettbeobachtung keine Anfälle oder Äquivalente.

48. Sch., 34 J. Bis zum 10. Jahre Bettnässen. In der Schule schlecht gelernt. Während der aktiven Dienstzeit 1900 vom Pferde gestürzt, war bewußtlos. Tat noch 2 Jahre weiter Dienst, hatte nur über Kopfschmerzen zu klagen.

Nach $^{3}/_{4}$jährigem Felddienst, nach anstrengendem Dienst Krampfanfall mit Zungenbiß und Kopfverletzung durch Fall gegen die Ofentür. 4 Monate später ein zweiter, gleicher Anfall. In der Folgezeit viel Kopfschmerzen und Schwindel beim Bücken. 6 Monate später im Lazarett ein ärztlich beobachteter epileptischer Anfall. Ein vierter Anfall trat nach weiteren 3 Monaten zu Hause auf.

Obj.: Keine Anhaltspunkte für eine posttraumatische lokalisierte Hirnschädigung. Psychisch nichts Hysterisches, Rentenquerulatorisches, sehr arbeitswillig.

49.* Sch., 36 J. Wird von der Familie als „ungeratener Sohn" bezeichnet. In den amtlichen Erhebungen als „reizbarer, streitsüchtiger Trinker" geschildert. Er selbst leugnet den Alkoholmißbrauch, weiß nichts von Krampfanfällen.

Schon 1 Monat nach Einziehung in der Garnison nächtlicher Krampfanfall, von dem er selbst nichts weiß. Nach weiteren 3 Monaten im Felde zweiter Anfall, auch nachts, 1 Monat später dritter, ebenfalls nächtlicher Anfall. Er hatte an die Anfälle keinerlei Erinnerung, wußte nur durch Berichte der Kameraden von ihnen.

Obj.: Leichte Pupillendifferenz bei normaler Reaktion. Wassermann im Blut negativ. Psychisch: Einsichtslos seinem Alkoholismus gegenüber, den er übrigens auch hier durch Übertreten des Wirtshausverbotes dokumentierte. Reizbar, veranlaßte Schlägerei mit Kameraden auf der Straße.

50. M., 28 J. In der Schule schlecht fortgekommen. Mehrere Berufe begonnen, aber nicht durchgeführt. Während der aktiven Dienstzeit gesund.

Nach 1 jährigem Felddienst in Abständen von Wochen nächtliche Krampfanfälle mit Zungenbiß. Er selbst hat an die Anfälle keinerlei Erinnerung. Am Tage einmal Schwindelanfall.

Obj.: Zungenbißnarben. Während der 4 wöchigen Lazarettbeobachtung keine Anfälle.

51. R., 24 J. Bettnässen bis in die Schulzeit. Weiß nichts von Krämpfen.

Nach $^{3}/_{4}$jährigem Dienst in Ruhestellung nächtlicher Krampfanfall mit Zungenbiß. Hat selbst keine Erinnerung an den Anfall. Keine Krankmeldung. 1 Jahr später im Felde wieder nächtlicher Krampfanfall, an den er wiederum keine Erinnerung hatte.

Obj.: Während der 4 wöchigen Lazarettbeobachtung keine Anfälle; psychisch o. B.

Die Betrachtung dieser 5 Fälle zeigt uns, daß bei allen Anhaltspunkte dafür vorhanden sind, die im Kriege aufgetretenen epileptischen Äußerungen nur als die spontane, oder durch die Kriegsschädigungen bedingte Fortentwicklung einer bestehenden epileptischen Anlage, oder sogar Epilepsie aufzufassen: bei 47 müssen wir von posttraumatischer Epilepsie sprechen, wenn auch der erste Krampfanfall ein ganzes Jahr nach dem Trauma aufgetreten ist, da gar keine sonstige Ätiologie zu eruieren ist, das Trauma recht erheblich war, und der zeitliche Zusammenhang zudem durch die nach dem Trauma fortbestehenden Kopfschmerzen gegeben war. Es liegt keine Notwendigkeit vor, das Auftreten der Krampfanfälle nach weiteren 2 Jahren auf exogene schädigende Momente zurückzuführen; nach unseren bisherigen Erfahrungen paßt ein derartiges Verhalten durchaus in den Verlauf der posttraumatischen

Epilepsie; wir könnten sogar gerade darin, daß die Verwundung nicht einmal Veranlassung zum Auftreten eines neuen Anfalls gab, eine Bestätigung dieser Auffassung sehen. Daß im übrigen gerade posttraumatische Epilepsien durch äußere schädigende Momente eine Steigerung erfahren können, besonders, wenn es sich um frische Fälle handelt, habe ich oben bei Abteilung I dargelegt und zeigt sich auch in Fall 48: die vorhandene neuropathische Disposition und die Gehirnerschütterung schufen die Grundlage, die epileptische Disposition, auf der dann die exogenen Traumata des Felddienstes echte epileptische Äußerungen erwachsen ließen. Daß gerade der Commotio in diesem Falle ein wesentlicher, prädisponierender Anteil gebührt, geht aus den charakteristischen Beschwerden über Kopfschmerzen und Schwindel hervor, die seit dem Unfall bestanden haben, und welchen man in diesem Fall um so mehr Glauben schenken darf, als es sich durchaus nicht um einen rentenquerulatorisch veranlagten Mann handelte, sondern um einen sehr arbeitswilligen, diensteifrigen Soldaten. Ein nervös disponiertes Individuum haben wir auch in 49 vor uns, der seinem Verhalten nach, und nach dem Ausfall der amtlichen Erhebungen als epileptoider Trinker bezeichnet werden dürfte. Es erscheint kaum angängig, in diesem Fall die Anfälle im Sinne einer Verschlimmerung durch äußere Einflüsse anzusehen, da sie schon nach einmonatigem Dienst aufgetreten sind, also zu einer Zeit, wo noch gar keine besonderen Anforderungen an den Patienten gestellt worden waren; vielmehr ist es wahrscheinlich, daß auch schon früher nächtliche Anfälle vorhanden waren, die ihm aber in gleicher Weise, wie die während des militärischen Dienstes aufgetretenen, in keiner Weise zum Bewußtsein gekommen sind. Wir erfahren ja Ähnliches bisweilen bei Epileptikern, die nachts allein schlafen, und auch nicht durch Verletzungen, Zungenbisse usw. am folgenden Tage an den stattgehabten Anfall erinnert werden. Bewiesen kann diese Auffassung bei dem Patienten 49 nicht werden, sie wird aber durch sein Verhalten den späteren Anfällen gegenüber, für die immer komplette Amnesie bestand, wahrscheinlich gemacht. Ähnliche Überlegungen hätten wir bei 50 anzustellen, wo allerdings das Vorhandensein früherer nächtlicher Krampfanfälle dadurch unwahrscheinlich gemacht wird, daß der Patient aktiv gedient hat, und daß er sich bei den Anfällen Zungenbisse zugezogen hat. Wenn wir also in diesem Falle auch den Schädigungen des Felddienstes eine gewisse Rolle bei dem Hervorrufen der Krampfanfälle nicht werden absprechen dürfen, so haben wir es doch auch hier mit einem prädisponierten Individuum zu tun, insofern die Vorgeschichte Züge aufweist, die, wenn sie auch nicht die spontane Entwickelung einer Epilepsie bedingen, doch die vorhandene psychopathische Veranlagung beweisen. Wahrscheinlicher als hier ist das Vorhandensein nächtlicher Krampfanfälle auch schon vor dem Kriege bei 51, da auch dieser Patient keinerlei Erinnerung an die Anfälle hatte, die zudem so selten kamen (im Felde nur 2 im Abstand von 1 Jahr), daß bei dem jugendlichen Alter des Patienten sehr wohl mit der Möglichkeit eines früher schon vorgekommenen nächtlichen Anfalls gerechnet werden darf. Daran braucht uns auch der bei einem Anfall beobachtete Zungenbiß nicht irre zu machen, da ja die einzelnen Anfälle, wie auch der zweite beweist, in ihren Symptomen und Begleiterscheinungen sich nicht gleichen müssen. Bei Berücksichtigung dieser Tatsachen, der großen Seltenheit der Anfälle, des jugendlichen Alters des Patienten und des nach den früheren Erfahrungen nicht unwichtigen Stigmas des Bettnässens liegt es nahe, hier an die normalen Äußerungen einer bestehenden Epilepsie zu denken und den äußeren Einflüssen des Felddienstes keine Bedeutung beizumessen.

Der Wert dieser Beobachtungen liegt vor allen Dingen darin, daß sie uns zeigen, wie selbst in den Fällen, wo anscheinend die ersten epileptischen Äußerungen im Kriegsdienst aufgetreten sind, nicht normale Individuen die Träger dieser Äußerungen sind, sondern entweder wirkliche Epileptiker, oder wenigstens disponierte Individuen. Die Feststellung dieser Tatsachen ist ganz außerordentlich wichtig: lehrt uns schon die geringe Zahl der hier untergebrachten Fälle, im Vergleich zu der großen Zahl der in den beiden ersten Abteilungen genannten, daß die meisten Patienten ihre Epilepsie mit in den Kriegsdienst gebracht haben, so zeigen uns die eben angestellten Betrachtungen, daß es eine Kriegsepilepsie, d. h. eine Epilepsie bei einem, bis dahin mit einem völlig normalen Gehirn ausgestatteten Individuum, nicht gibt. Selbst die Entstehung einer Epilepsie im Kriege im Sinne der Fortentwicklung einer bestehenden epileptischen Disposition erscheint nach unseren Ausführungen unwahrscheinlich, da wir unter diesen 5 Fällen bei zweien eine posttraumatische Entstehung finden, bei zwei weiteren mit dem Vorhandensein von nächtlichen epileptischen Krampfanfällen auch schon vor dem Kriegsdienst rechnen dürfen, wenn sich diese Tatsache auch nicht sicher beweisen läßt, so daß also nur ein einziger Fall übrigbleibt, bei dem wir nur von einer Anlage sprechen können, und auch bei diesem können wir in der Feststellung, daß an seine nächtlichen Anfälle komplette Amnesie besteht, ein Moment erblicken, das uns mit der Möglichkeit, es auch hier schon mit einem Epileptiker zu tun zu haben, rechnen läßt.

Wenn dem einen oder anderen Leser dieser Arbeit diese Überlegungen etwas einseitig nach der Seite bestehender Epilepsie gerichtet erscheinen sollten, so möge er nicht vergessen, daß wir hier, gestützt auf das große Tatsachenmaterial der ersten zwei Abteilungen an diese Beobachtungen herangetreten sind und daß diese uns von der großen Unwahrscheinlichkeit des primären Auftretens epileptischer Äußerungen im Kriegsdienst überzeugen mußten. Ich kann mir auch nicht den Vorwurf machen, willkürlich mit der Annahme früherer epileptischer Äußerungen verfahren zu sein; gerade die Möglichkeit des Vorhandenseins früherer nächtlicher Anfälle ist durch die komplette Amnesie, die in allen 3 Fällen für die auch während des Krieges beobachteten nächtlichen Anfälle konstatiert werden konnte, durchaus und ohne jeden Zwang gegeben. Sie gewinnt im Rahmen der Betrachtungen in ihrer Gesamtheit um so mehr an innerer Wahrscheinlichkeit, als es doch sehr auffallen muß, daß unter den 5 Fällen dieser Abteilung, nachdem 2 als posttraumatisch ätiologisch befriedigend ausgeschaltet werden können, alle 3 Krankheitsbilder mit nur nächtlichen Anfällen darstellen. Das ist ein so hoher Prozentsatz, daß eine Zufälligkeit ausgeschlossen erscheint; wir dürfen vielmehr annehmen, daß diese Fälle ihre Unterbringung in dieser Abteilung nur dieser zeitlichen Verteilung ihrer epileptischen Äußerungen verdanken, d. h. daß sie eigentlich zu den Patienten zu zählen wären, die mit bestehender Epilepsie in den Krieg hineingegangen sind.

Gehen wir aber selbst von der Annahme aus, daß epileptische Erscheinungen bei ihnen vor dem Kriege nicht vorgelegen haben, so können wir nur in 2 Fällen den exogenen Schädlichkeiten des Kriegsdienstes einen wirklichen Einfluß auf die Erkrankung beimessen: das ist bei 48, wo das Kopftrauma doch zu lange Zeit zurückliegt, als daß wir mit einem spontanen Auftreten der Krampfanfälle rechnen dürften, und bei 50, wo die Summation der Schädigungen während des 1jährigen Felddienstes, die in relativ kurzen Intervallen aufgetretenen nächtlichen Krampfanfälle verursacht haben können. In allen anderen Fällen hieße es den Tatsachen Gewalt antun, wollten wir den äußeren Momenten eine beeinflussende Rolle beimessen: bei 47 liegt das Kopftrauma erst so kurze Zeit zurück, daß die im Felde aufgetretenen Krampfanfälle durchaus der normalen Äußerung der Erkrankung entsprechen, zumal selbst eine Verwundung keine Anfälle zur Folge hatte; bei 49 trat der erste Anfall schon zu einer Zeit auf, wo man noch gar nicht von irgendwelchen äußeren schädigenden Einflüssen sprechen konnte; und bei 51 ist das Intervall zwischen den zwei beobachteten Anfällen viel zu groß, um die Schädlichkeiten des Felddienstes ursächlich anführen zu können, besonders, wenn wir berücksichtigen, daß das jugendliche Alter des Patienten diesen Verlauf der Erkrankung durchaus als normal erscheinen lassen muß.

Wenn diese Tatsachen und Überlegungen also wiederum den geringgradigen Einfluß exogener Schädigungen dartun, so stützen sie gleichzeitig unsere obige Auffassung, wonach wir es in diesen Fällen mit schon vor dem Kriege vorhandener Epilepsie zu tun haben.

IV. Abteilung.

Normale Individuen.

(1 Fall)

Es ist nur eine logische Konsequenz der bisherigen Überlegungen, wenn in dieser IV. Abteilung nur ein einziger Fall untergebracht werden kann, bei welchem wir keine Anhaltspunkte für schon vor der Kriegszeit bestehende Epilepsie oder wenigstens Disposition finden.

52. D., 24 J. Keine Belastung. In der Schule schlecht gelernt. Keine epileptischen Äußerungen.

Seit der Mobilmachung im Felde. Eine Kopfverletzung (Streifschuß am rechten Hinterkopf, anscheinend ohne Knochenbeteiligung) August 1914, hinterließ keine Beschwerden. Kam bald wieder ins Feld. November 1915 in Ruhestellung ein Krampfanfall ohne äußere Veranlassung, keine Verletzungen. Tat weiter Dienst. März 1916 zweiter Anfall, wiederum ohne äußere Veranlassung; dabei Zungenbiß.

Obj.: Streifschußnarbe am rechten Hinterkopf. Psychisch normal, aber sehr geringe Kenntnisse. Während der 4wöchigen Lazarettbeobachtung keine Anfälle oder Äquivalente.

Es entspricht natürlich unserer ganzen, durch die bisherigen Untersuchungen gegebenen Einstellung, diesen Fall mit besonders kritischen Blicken anzusehen. Was zunächst den Einwurf anlangt, ob wir es überhaupt mit einer Epilepsie zu tun haben, so dürfen wir wohl die beiden Anfälle der Beschreibung und den Begleitumständen nach als epileptische ansehen: sie sind ohne äußere Veranlassung, der eine sogar in Ruhestellung, aufgetreten; der eine, ärztlicherseits nachgewiesene Zungenbiß spricht auch mehr für Epilepsie. Hysterische Züge sind bei dem Patienten nicht hervorgetreten; auch die Tatsache, daß die Kopfverletzung keine hysterischen Anfälle zeitigte, spricht gegen diese Auffassung der Anfälle. Wir dürfen an der Diagnose Epilepsie also festhalten und können das um so eher, als wir es mit einem jugendlichen Individuum zu tun haben, bei dem wir noch mit weiteren epileptischen Äußerungen in der Folgezeit zu rechnen hätten. Prädisponierende Momente liegen nicht vor; das schlechte Vorwärtskommen in der Schule scheint mir zu belanglos, um in diesem Sinne verwertet werden zu können. Es finden sich auch keine Anhaltspunkte für das Vorhandensein epileptischer Symptome vor dem Krieg.

Handelt es sich also demnach um das erste Manifestwerden von Epilepsie im Kriege, so frägt es sich, ob wir den exogenen Momenten desselben eine ursächliche Rolle zuerteilen dürfen. Die Kopfschußverletzung im Sinne einer posttraumatischen Entstehung der Anfälle anzusehen, liegt keine Veranlassung vor. Eine akute Ursache für die Anfälle ist auch nicht zu eruieren, um so weniger, als der erste Anfall sogar in Ruhestellung aufgetreten ist. Haben schon die bisherigen Betrachtungen ergeben, daß selbst bei Epileptikern oder prädisponierten Individuen die exogenen Momente in geringstem Grade beeinflussend einwirken, so werden wir im vorliegenden Falle, wo gar keine prädisponierenden Momente vorhanden sind, um so eher damit rechnen müssen, daß es sich nur um die zufällige Äußerung einer genuinen Epilepsie im Kriege handelt; dafür spricht schon das jugendliche Alter des Patienten, dafür auch die Seltenheit der Anfälle. Das Fehlen ätiologischer Faktoren (Belastung, Stigmata usw.). hindert gewiß nicht an dieser Auffassung, haben wir doch auch solche Fälle kennen gelernt; zudem ist oben auf die Schwierigkeiten der Eruierung der in Betracht kommenden Daten genügend hingewiesen worden. Beweisen läßt sich allerdings nicht, daß exogene Momente ohne Einfluß auf die Entstehung der epileptischen Äußerungen gewesen sind. Lassen wir deren Einwirkung aber selbst gelten, so müssen wir das Vorhandensein einer früheren, wenn auch äußerlich geringen Schädelschußverletzung gebührend in Rechnung setzen, da die Möglichkeit einer traumatischen Genese den Fall für die Frage der Wirksamkeit exogener Momente in unserm Sinne in anderem Lichte erscheinen läßt.

So wird also schließlich auch dieser Fall, ganz abgesehen davon, daß eine einzelne derartige Beobachtung die Macht der aus der Fülle der übrigen Feststellungen gezogenen Lehren nicht erschüttern kann, uns nicht irremachen an dem Satz, daß den exogenen Momenten kaum eine Bedeutung für die Fortentwicklung, oder auch nur akute Äußerung einer Epilepsie zugemessen werden darf.

Es bleibt mir noch übrig, diesen eigenen Beobachtungen und ihren Ergebnissen, die in der Kriegsliteratur[1]) niedergelegten Erfahrungen gegenüberzustellen. Größere Arbeiten, die sich speziell mit den vorliegenden Fragen beschäftigen, außer einer Bonhöfferschen, die schon kurz nach Beginn des Krieges erschien, liegen nicht vor. Es finden sich aber doch in den verschiedensten kriegsneurologischen und -psychiatrischen Schriften Hinweise auf Epilepsiebeobachtungen, die, wenn man auch mit Rücksicht auf ihre Kürze, das Fehlen näherer Angaben über das zugrunde gelegte Material nicht kritisch zu ihnen Stellung nehmen kann, doch manche Ergänzung zu dieser Arbeit bilden, und geeignet sind, meine Folgerungen auf breitere Basis zu stellen, und ihnen den Charakter der persönlichen Anschauung zu nehmen.

Die wesentlichste, ausführlichste, und sich speziell mit den vorliegenden Fragen beschäftigende Arbeit stammt, wie erwähnt, von Bonhöffer[2]). Sie erstreckt sich auf 33 Fälle. Die große Übereinstim-

[1]) Der guten Zusammenstellung dieser durch Birnbaum in der Zeitschr. f. d. ges. Neur. u. Psych. sei an dieser Stelle besonders gedacht.

[2]) Bonhöffer: Erfahrungen über Epilepsie und Verwandtes im Feldzug. Monatsschr. f. Psych. u. Neurol. **38.** 1915.

mung mit dem Charakter meines Materials ergibt sich von vornherein schon dadurch, daß von diesen 33 Patienten bei 20 vor dem Feldzuge Anfälle bestanden hatten, worauf Bonhöffer mit Rücksicht auf die Bestimmung, nach der nachgewiesene Epilepsie dienstunbrauchbar macht, gebührend hinweist. Die Erkrankung war aus ähnlichen Gründen, wie sie auch für einen Teil meiner Fälle maßgebend waren, verkannt worden: Petit-mal-Anfälle waren als harmlose Vorkommnisse angesehen, echte epileptische Anfälle, die im Anschluß an Marschstrapazen aufgetreten waren, als „Schlappwerden" mißdeutet worden, das mehrjährige Ausbleiben von Anfällen hatte wieder in anderen Fällen zu der Annahme der Ausheilung der Krankheit Veranlassung gegeben; schließlich hatten manche Patienten ihre Krankheit auch verheimlicht, um ins Feld zu kommen, worauf ich besonders mit Rücksicht auf die von mir als Charakteristicum mancher Epileptiker (im Gegensatz zum Hysteriker) geschilderte „Kriegsfreudigkeit" hinweisen möchte.

Wenn Bonhöffer in einer nicht unbeträchtlichen Zahl seiner Fälle emotionellen Momenten und körperlichen Überanstrengungen eine gewisse Bedeutung für das Auftreten der Anfälle beimißt, so darf bei diesen, mit meinen Beobachtungen nicht ganz übereinstimmenden Erfahrungen, nicht unberücksichtigt bleiben, daß es sich bei seinen Fällen nicht nur um echte Epilepsien handelt, sondern auch um „Reaktiv-Epilepsien", die nach meinen obigen Ausführungen den psychogenen Anfällen zu subsumieren sind. Bonhöffer betont auch selbst die Wichtigkeit der endogenen Momente, wenn er sagt, „es ist aber immerhin für die Bedeutung der inneren Konstellation bemerkenswert, daß 9 mehrere Gefechte, einer sogar 18 mitgemacht hatte, ehe der erste Anfall auftrat". Daß äußere Momente hin und wieder, und zwar meist bei Patienten, deren Anfälle immer in dieser Abhängigkeit verliefen, für die Auslösung des einzelnen Anfalls maßgebend sein können, habe ich ja oben auch schon gezeigt. Da aus der Bonhöfferschen Arbeit nicht zu entnehmen ist, ob die Fälle, bei welchen dieser Auslösungsmodus vorlag, gerade den Reaktiv-Epilepsien angehörten, kann ich in dieser Mitteilung noch keine Einschränkung für meine Feststellungen, wonach sich immer wieder die Unabhängigkeit der einzelnen epileptischen Anfälle von akuten exogenen Einwirkungen erwiesen hat, erblicken. Bonhöffer weist auch selbst auf die „Schwierigkeit und Unmöglichkeit einer scharfen differentialdiagnostischen Entscheidung" der Reaktivepilepsie gegenüber Fällen leichterer Epilepsie hin, so daß sich wohl hieraus die Differenzen unserer Beobachtungen genügend erklären; sie werden noch weiter eingeschränkt durch Berücksichtigung der Möglichkeit des zufälligen Zusammentreffens eines epileptischen Anfalls mit irgendeinem emotionellen

Moment, eine Erklärung, die Bonhöffer auch für einen seiner Fälle (Anfall nach Typhusimpfung) anführt.

Gegenstand ganz besonderen Interesses bilden auch für ihn die Fälle, bei welchen zum erstenmal im Kriege epileptische Anfälle auftraten. Es handelt sich um 13 Fälle. „Bei genauerem Zusehen ist deutlich, daß auch bei diesen scheinbar als ‚Feldzugsepilepsie' sich darbietenden Erkrankungen sich doch viele pathologische Antezedenzien zeigen." Wir finden in der Vorgeschichte seiner Fälle genau die gleichen Merkmale einer epileptischen Anlage, oder gar bestehenden Epilepsie, wie bei meinen Beobachtungen: Krämpfe in der Kindheit, Bettnässen, frühere Schwindel- und Petit-mal-Zustände, erbliche Belastung. Und so kommt Bonhöffer auch zu den gleichen Ergebnissen wie ich: „Bei den im Feldzug zum erstenmal in Erscheinung getretenen epileptischen Anfällen ist bemerkenswert, daß sich ausnahmslos der Nachweis der endogenen, oder wenigstens vorher erworbenen Anlage, auf der die Epilepsie erwachsen ist, hat führen lassen. Es ist also dieselbe Erscheinung, die auch bei den im Kriege zur Beobachtung gelangten psychopathischen und neuropathischen Reaktionen entgegentritt, es sind disponierte Individuen, die betroffen werden. Es hat sich kein sicherer Fall gefunden, bei dem ausschließlich die Kriegserlebnisse als Ursache der Epilepsie in Betracht gekommen wären (die Epilepsie nach Schädeltraumen ist bei dieser Untersuchung außer Betracht gelassen)."

Zu ganz ähnlichen Ergebnissen kommt auch Meyer[1]), wenn in seiner Arbeit der Epilepsie auch nur eine summarische Besprechung gewidmet wird. Er berichtet über 63 Kranke, unter welchen bei 59, „also in mehr als 93%, frühere Störungen von seiten des Nervensystems, und zwar mit wenigen Ausnahmen, in denen Alkoholismus und besondere Erregbarkeit bekundet wurde, schon Anfälle" vorgekommen waren. Das sind also Ergebnisse, die noch weit über die von mir festgestellten Verhältniszahlen hinausgehen, und die extreme Seltenheit des primären Auftretens epileptischer Äußerungen im Felde dartun. Daß akute psychische Einwirkungen so gut wie nie zum Auftreten von Anfällen Veranlassung geben, geht auch aus seinen Beobachtungen hervor, da er nur von einem Kranken berichtet, der im Anschluß an das Einschlagen einer Fliegerbombe in seiner Nähe einen Anfall erlitt. Durchaus übereinstimmend mit meinen oben dargelegten prognostischen Aussichten bei jenen Fällen, die im Kriegsdienst eine Zunahme der Häufigkeit ihrer Anfälle erfahren hatten, sind seine Angaben über Patienten, bei welchen die ersten Anfälle im aktiven Dienst aufgetreten waren, sich bei einer Übung wiederholt hatten und

[1]) Meyer: Über die Frage der Dienstbeschädigung bei den Psychosen. Archiv f. Psych. 57, 1. Heft. 1917.

nun während des Krieges wiedergekommen waren. Meyer nimmt, wie ich, an, daß man folgerichtig wohl in solchen Fällen nur von einer vorübergehenden Zunahme sprechen darf, und eine dauernde Dienstbeschädigung im Sinne einer Verschlimmerung nicht in Betracht kommt. Ich muß übrigens erwähnen, daß mir Fälle von echter Epilepsie, die eine solche regelmäßige Beeinflussung durch äußere Ereignisse zeigten, nicht vorgekommen sind. Ohne das auf die Meyerschen Fälle, die nicht näher erläutert sind, angewandt zu wissen, würde ich bei einer solchen Anamnese eher an psychogene Krampfanfälle, vielleicht reaktiv-epileptische denken, da doch bei aller zugegebenen Beeinflussungsmöglichkeit durch exogene Momente eine so hochgradige Abhängigkeit (primäres Auftreten in der aktiven Dienstzeit, zweites Erscheinen bei einer militärischen Übung, drittes Wiederauftreten im Kriegsdienst, ohne daß in der Zwischenzeit Anfälle vorgekommen wären) von äußeren Einflüssen, und ganz besonders nur militärischen, doch eine extreme Seltenheit bilden würde.

Auch Jolly[1]) kommt auf Grund eines großen Beobachtungsmaterials zu dem Ergebnis, daß sich „einwandfrei zuerst im Felde aufgetretene Epilepsie" nicht fand; er berichtet auch nur über „Wiederauftreten und Häufigerwerden früherer Krampfanfälle". Er weist auch auf die häufige Verkennung epileptischer Anfälle hin, die dann fälschlicherweise zu der Feststellung von durch die Kriegsstrapazen verursachter Epilepsie Veranlassung geben, indem er anführt, daß „wir zum ersten Male als Folge von Erschöpfung aufgetretene epileptische Anfälle in keinem Fall feststellen konnten; bei eigener Beobachtung erwies sich regelmäßig, daß es sich um hysterische Krämpfe handelte".

Ebenso fand auch Löwy[2]), daß die Epileptiker, die er als Truppenarzt an der Front zu sehen bekam, „schon in Zivil seit Jahren daran gelitten hatten, bei der Präsentierung aber die Meldung ihres Leidens unterließen", worin ich nur eine weitere Bestätigung meiner Ergebnisse, und auch einen bemerkenswerten Hinweis auf die erwähnte „Kriegsfreudigkeit" der Epileptiker erblicke.

Sehr interessante Ausführungen einerseits prinzipieller Art, andererseits in militärärztlicher Beziehung hat Stier[3]) beigebracht. Nach meinen obigen Darlegungen möchte ich besonders einen Punkt seiner Arbeit unterstreichen, nämlich das Fehlen der reaktiven Auslösung des Krampfanfalls bei Epilepsie im Gegensatz zu den

---

[1]) Jolly: Über Kriegsneurosen. Archiv f. Psych. **56**, 2. Heft. 1916.

[2]) Löwy: Neurologische und psychiatrische Mitteilungen aus dem Kriege. Monatsschr. f. Neur. u. Psych. **37**. 6. 1915.

[3]) Stier: Zur militärärztlichen Beurteilung nervöser Krankheitszustände, speziell der Epilepsie. Deutsche med. Wochenschr. **1916**.

psychogenen Krampfzuständen. Wenn natürlich, wie ich auch zeigen konnte, in manchen Fällen eine Abhängigkeit des einzelnen Anfalls von äußeren Momenten unverkennbar ist (auch wo es sich nicht um eigentliche „Reaktivepilepsie“ handelt), so ist doch Stier nur recht zu geben, wenn er sagt, daß „nicht der Nachweis der auslösenden Ursache des einzelnen Anfalls gegen Epilepsie, sondern immer nur das Fehlen jedes auslösenden Faktors für die Annahme einer Epilepsie zu verwerten ist“. Im allgemeinen ist ihm wohl zuzustimmen, wenn er als den vollkommensten Beweis eines nicht reaktiven Anfalls das Auftreten „aus wirklich festem Schlafe“ ansieht; es sind mir aber doch hin und wieder auch einwandfreie psychogene Anfälle begegnet, die aus dem Schlaf heraus auftraten. In solchen Fällen konnte ich aber dann fast immer das Reaktive des Anfalls dadurch nachweisen, daß er auf einen mit emotioneller Erregung verbundenen Traum hin zustande kam[1]).

Seine Ausführungen über sonstige differential diagnostisch gegen Epilepsie in Betracht kommende Anfälle entsprechen etwa meinen früheren Auseinandersetzungen: auch er trennt synkopale ohnmachtsartige Zustände mit mehr oder minder ausgeprägten psychogenen Zutaten ab, die eine „psychogene Bahnung“ im Sinne Bonhöffers erfahren können. Seinen Angaben, daß es sich bei diesen Synkopeanfällen

---

[1]) Anmerkung bei der Korrektur: Auch Gaupp (Die Dienstfähigkeit der Epileptiker und Psychopathen, in: Die militärärztliche Sachverständigentätigkeit auf dem Gebiete des Ersatzwesens und der militärischen Versorgung. Vortrag. Berlin. Verlag G. Fischer 1917) weist auf diesen Auslösungsmodus hin. — Seine Ausführungen stimmen so sehr mit meinen Erfahrungen überein, daß ich es nicht unterlassen möchte, zu ihrer weiteren Stütze einige Sätze aus seinem Vortrage wörtlich anzuführen: „Die Anschauungen der Ärzte über Aussehen und Ablauf der epileptischen und hysterischen Anfälle sind viel zu schematisch; sie kranken namentlich an einer Überschätzung des unmittelbar beobachteten Krampfes und an einer Unterschätzung seiner Vorläufer und Nachwirkungen, vor allem aber an einer ungenügenden Erforschung und Bewertung seiner Entstehungsbedingungen.“ Er legt infolgedessen den Hauptwert auf eine „sorgfältige Anamnese, bei der namentlich den Entstehungsbedingungen des ersten Anfalles und der Häufigkeit der nun folgenden Anfälle unsere Aufmerksamkeit gilt (sehr häufige Anfälle bald nach dem ersten Insult sprechen immer für Hysterie), und auf eine genaue psychiatrische Analyse der erkrankten Persönlichkeit, namentlich auch in ihrer Stellung zum Anfall“. Nur auf diese Weise lassen sich Fehldiagnosen vermeiden, die auch bei seinem Material so häufig wie bei meinem waren: „Wohl drei Viertel aller Soldaten, die mit der Diagnose der Epilepsie in unsere Klinik eingewiesen wurden, waren in Wirklichkeit keine Epileptiker, sondern es handelte sich um psychogene, meist hysterische Anfälle.“ Seine Stellung zu den epileptisch anmutenden, aber ihrer Genese nach doch psychogenen Anfällen (wie „Reaktiv-Ep.“, „Hystero-Ep.“, eine Bezeichnung, die er übrigens, wie ich, ablehnt) gleicht meiner: „Es handelt sich dabei um Psychopathen, bei denen offenbar auf vasomotorischer Grundlage unter dem Einfluß starker seelischer Erregungen Bewußtlosigkeit auftritt, der sich motorische Reizerscheinungen vom Charakter des epileptischen Krampfes zugesellen können.“

um Zustände handelt, die „auf dem Boden einer angeborenen Labilität des Gefäßsystems als Reaktion auf starke körperliche Anstrengungen, und noch mehr auf Hitzeeinwirkung sich einstellen“, möchte ich auf Grund meiner früheren Ausführungen noch hinzufügen, daß bei den von mir als „reaktiv-psychogen“ bezeichneten Anfällen, die im wesentlichen den „synkopalen mit psychogenen Zutaten“ gleichen, durchaus nicht immer ein labiles Vasomotorium oder eine nervöse Disposition Voraussetzung ist. Ich habe sogar im Gegenteil unter diesen Patienten meist Leute gefunden, die weder neuropathisch veranlagt, noch früher gefäßlabil waren. Diese Unterschiede erklären sich aber vielleicht dadurch, daß es sich bei den von mir beschriebenen Zuständen weniger um die Reaktion auf körperliche Anstrengungen und starke Hitzeeinwirkung handelte, als um die auf erhebliche emotionelle Reize (Granateinschlag, Verschüttung usw.). Es waren das auch Leute, die bis dahin immer gesund waren, insbesondere nie reaktiv-synkopale Zustände durchgemacht hatten. Anders verhielten sich die Disponierten, Gefäßlabilen, die schon früher auf Anstrengungen und seelische Erregungen bei jeder Gelegenheit mit Ohnmachtsanfällen reagiert hatten: solche habe ich oben als „psychasthenisch“ bezeichnet. Wir müssen uns wohl denken, daß für das Zustandekommen der „reaktiv-psychogenen“ Anfälle die Disposition ersetzt wird durch das übermächtige emotionelle Trauma.

Außer den synkopalen trennt Stier dann weiterhin die bekannten „affekt-epileptischen“ Anfälle ab. Auf die Unterscheidungsmerkmale dieser von meinen „reaktiv-psychogenen“ Zuständen habe ich ja schon oben genügend hingewiesen; in der Hauptsache handelt es sich auch hier darum, daß die „Affektivepileptiker“ eben geborene Psychopathen sind. Auch Stier stellt alle diese Zustände näher zur Hysterie und deutet übereinstimmend mit meinen obigen Ausführungen an, daß ihm die über 7 Jahre ausgedehnte Beobachtung von über 50 Kindern die nahen Beziehungen der Krampfzustände im Kindesalter („Wegbleiben“, „respiratorische Affektkrämpfe“) zu solchen späteren Anfällen gezeigt habe. Gilt das schon für die psychogenen Krampfanfälle, so werden wir hierdurch noch mehr und wieder aufs neue auf die hohe Bedeutung aller neuropathischen Stigmata, wie ich sie oben geschildert habe, für die Entwicklung späterer Epilepsie hingewiesen.

Auf die auch von Steiner[1]) hervorgehobene besondere „Kriegsfreudigkeit“ der Epileptiker habe ich schon oben hingewiesen. Er spricht in seiner Arbeit auch von Soldaten, die im Felde zum ersten Male typisch-epileptische Anfälle erlitten, sagt aber nichts Näheres über

[1]) Steiner: Neurologie und Psychiatrie im Kriegslazarett. Zeitschr. f. d. ges. Neur. u. Psych. **30**. 1915.

die Vorgeschichte dieser Patienten, so daß ich diese Angaben nicht für unsere Frage verwerten kann. Prognostisch wichtig scheint mir aber, daß die Anfälle bei diesen Patienten trotz langer Beobachtung im Lazarett nicht auftraten, dagegen bei erneutem Aufenthalt an der Front sich sofort wieder bemerkbar machten.

Von einer Zunahme der epileptischen Anfälle im Kriege berichtet auch Wagner[1]), der das Wiederauftreten von Anfällen bei Epileptikern nach jahrelanger Pause beobachtete. Er macht auch Angaben über den diagnostischen Wert der einzelnen Anfallssymptome und kommt dabei zu den gleichen Ergebnissen wie ich: Pupillenstarre, Zungenbisse und Verletzungen sah er auch bei hysterischen Anfällen; er legt auch berechtigten Wert auf die häufige Abhängigkeit des hysterischen Anfalls von emotionellen Momenten, auf die lange Dauer des Anfalls, auf das eigenartige Benehmen der Hysteriker im Anfall, das fast immer das Erhaltenbleiben eines nicht unbeträchtlichen Bewußtseinsrestes beweist, sei es in der spontanen Art der theatralischen Positionen oder in der Reaktion auf die Vorgänge der Umgebung, alles Tatsachen, auf die ich auch oben schon hingewiesen habe.

Bemerkenswerte Mitteilungen über die Vorgeschichte seiner Epileptiker macht Lévy-Suhl[2]): Der größere Teil seiner Kranken hatte schon vor der Einziehung, bisweilen sogar von Kindheit auf Krämpfe. Ob die Anfälle, die zum erstenmal „während eines anstrengenden Marsches, im Schützengraben oder auch auf dem Wege von der Reservestellung dorthin" auftraten, echt epileptisch waren, stellt Lévy-Suhl wohl selbst nicht ganz sicher hin, wenn er angibt, daß sich die Diagnose nur auf ärztliche Angabe oder Selbstschilderung der Patienten stützt. Nach meinen obigen Auseinandersetzungen (ich verweise auch auf Stier) handelt es sich in solchen Fällen meist nicht um echte Epilepsie; auf die Selbstschilderung der Patienten kann nach meinen Erfahrungen quoad Diagnose gar kein Wert gelegt werden, und dem Truppenarzt kann im Schützengraben wohl kaum zugemutet werden, sich um die differentialdiagnostische Klärung eines Krampfanfalls zu bemühen, so daß deren Entscheidung nicht in Frage kommt. Charakterologisch interessant ist auch die Angabe, daß ein wegen Epilepsie aus dem aktiven Heeresdienst Entlassener sich freiwillig unter Verschweigung seiner Krankheit wieder ins Feld gemeldet hat.

Auch Resch[3]) berichtet, daß bis auf einen Fall alle seine Epilep-

1) Wagner: Überblick über die in der Heil- und Pflegeanstalt Gießen behandelten nerven- und geisteskranken Soldaten. Münch. med. Wochenschr. 1916, Nr. 15.

2) Lévy-Suhl: Psychiatrisches und Neurologisches aus einem Kriegslazarett. Neurol. Centralbl. 1916, Nr. 23.

3) Resch: Geisteskrankheiten und Krieg. Allgem. Ztg. f. Psych. 72, Heft 2. 1915.

tiker schon vor dem Kriege an Anfällen gelitten hatten, die sie zum Teil verschwiegen, um ins Feld zu kommen.

Die Beobachtungen Weygandts[1]) an dem großen Material der Anstalt Friedrichsberg bestätigen meine Erfahrung: auch er findet in der Vorgeschichte allerhand Anhaltspunkte für schon bestehende Epilepsie oder epileptische Veranlagung, oder doch mindestens erbliche Belastung. Demgemäß spricht er von der „Bedeutung der Kriegsschädlichkeiten als Auslösung einer Disposition für Epilepsie".

Auch Cimbal[2]) fand unter seinem Epileptikermaterial bei $^1/_3$ schon bestehende Epilepsie, bei $^1/_3$ disponierende Antezedentien; ob das letzte Drittel bei dem sich keines von beiden fand, nicht noch eine bedeutende Einschränkung erfahren hätte, wenn nicht der größte Teil seiner Patienten nur ambulant begutachtet worden wäre, möchte ich, wenigstens nach meinen Erfahrungen an ambulantem Material, doch für sehr wahrscheinlich halten. Daß aber selbst bei dieser summarischen Erledigung in $^2/_3$ der Fälle Epilepsie oder epileptische Disposition gefunden wurde, bedeutet eine wesentliche Festigung meiner Schlußsätze.

Man muß sich natürlich sorgfältig hüten, zum Beweise für das Zustandekommen echter Epilepsie durch die Kriegsereignisse bei vorher völlig gesunden, erblich nicht belasteten Menschen, Fälle anzuführen, bei welchen eine groborganische Ätiologie auf der Hand liegt, oder doch nicht auszuschließen ist, wie das z. B. Bartels[3]) tut. Er berichtet zum Beweise für das „Vorkommen von Epilepsie bei schwerverletzten, überanstrengten Soldaten, die hereditär in keiner Weise belastet waren" über einen Mann, „mit schwerer Gasphlegmone bei einer Oberschenkelfraktur". Solche Fälle, wo genügend Material für das Zustandekommen einer organischen symptomatischen Epilepsie vorhanden ist, müssen natürlich streng bei der Lösung der uns hier beschäftigenden Fragen eliminiert werden.

Ein interessantes Gegenstück hierzu bildet eine Mitteilung von Lewandowsky[4]): Er schildert einen 17jährigen Patienten, der mit 8 Jahren eine Encephalitis überstanden hatte, die sich später in keiner Weise mehr geltend machte. 4—5 Wochen nach seiner militärischen Einziehung traten bei ihm epileptische Anfälle auf, die in ihrem ganzen Ablauf ihre Abhängigkeit von der geschädigten Hirnhemisphäre dokumentierten. Nachdem er anfangs im Revier gelegen hatte, meldete er sich später nicht wieder krank („Kriegsfreudigkeit"!), kam ins

[1]) Weygandt: Ärztlicher Verein Hamburg. Neurol. Centralbl. 1915, S. 500. Jahreskurse für ärztliche Fortbildung 1915. Maiheft.

[2]) Cimbal: Ärztlicher Verein Hamburg. Neurol. Centralbl. 1915, S. 411.

[3]) Bartels: 40. Wandervers. südwestdeutscher Neurologen und Irrenärzte. Archiv f. Psych. **56**, 356. 1915.

[4]) Lewandowsky: Ein Fall von Rindenepilepsie und Rindenschwäche. Zur Frage der „erworbenen Anlage". Ärztl. Sachverst.-Ztg. 1916, Nr. 3.

Feld, wo die Anfälle nicht wieder auftraten, auch nicht, als er wegen einer Lungenentzündung zurücktransportiert wurde; sie kamen auch nicht, als er wieder ins Feld rückte, und nicht, als er wegen eines Ruhranfalls im Lazarett lag. Erst in der Garnison bei einem Einjährigenkursus traten sie wieder auf. Als er zum drittenmal ins Feld rückte, stellten sie sich auch draußen auf dem Marsche ein. — Lewandowsky verwertet den Fall hauptsächlich im Sinne der Bedeutung der erworbenen Anlage, im Gegensatz zur angeborenen, für das Entstehen der Epilepsie. Man kann ihm durchaus darin folgen, die Entstehung der Epilepsie auf dem vorbereiteten Boden mit der dienstlichen Überanstrengung in Verbindung zu bringen, muß doch aber andererseits überlegen, ob die körperlichen und seelischen Einwirkungen eines nur 4wöchigen Dienstes wirklich genügen konnten, sie ätiologisch anzuschuldigen. Es handelt sich doch immerhin um einen Mann von 17 Jahren, also in einem Alter, in dem auch ohne exogene Beeinflussungen auf Grund der erworbenen Anlage die ersten epileptischen Manifestationen hätten auftreten können. Man konnte um so eher daran denken, als die Anfälle in der Anfangszeit immer nachts kamen, bei den beiden ersten Aufenthalten an der Front nicht wiederkehrten, auch nicht während des Bestehens der beiden Infektionskrankheiten, was auch Lewandowsky auffiel. Freilich ist ja auch denkbar, daß die ersten körperlichen Anstrengungen nur Veranlassung zu irgendwelchen Schädigungen (Zirkulationsstörungen usw.) an der Narbe gaben, und daß nun in der Folgezeit auch ohne äußere Einwirkung, aus inneren Ursachen heraus, die Anfälle auftraten. Dafür spricht, daß sie später in der Garnison wiederkamen, wo man kaum von größeren körperlichen oder seelischen Anforderungen als im Felde sprechen wird.

Der Fall scheint mir aber, wie die Frage schließlich auch entschieden werden mag, deshalb so wertvoll, weil er erstens zeigt, daß unter Umständen schon eine kurze, nicht übermäßig intensive körperliche und seelische Beanspruchung genügen kann, um bei einem disponierten Gehirn Krampfanfälle auszulösen. Und zweitens beweist er aufs deutlichste die hochgradige Unabhängigkeit der einzelnen epileptischen Äußerungen von exogenen Einflüssen, nachdem erst einmal der ganze epileptische Krankheitsprozeß irgendwie (in diesem Falle einmal durch ein äußeres Moment) in Gang gesetzt worden ist.

Rittershaus[1]) berichtet über 8 Epilepsiefälle, die allein durch die Kriegseinflüsse ausgelöst worden waren, ohne daß in der Vorgeschichte Anhaltspunkte für Epilepsie oder epileptische Disposition zu finden waren. Er nimmt an, daß „die recht großen Anstrengungen und Entbehrungen des Feldzuges, namentlich der Mangel an Schlaf, und die

[1]) Rittershaus: Kriegsbeschädigungen des Zentralnervensystems und soziale Fürsorge. Münchn. med. Wochenschr. 1915, S. 1225.

hierdurch nach unseren theoretischen Anschauungen wohl gebildeten giftigen Stoffwechselprodukte als auslösende Ursachen bei einem im allgemeinen nicht zur Epilepsie neigenden Zentralnervensystem" in Betracht kamen. Ich kann mich mit dieser Auffassung durchaus nicht einverstanden erklären. Einmal hindern mich daran meine Erfahrungen, die, wie wir eben sahen, durch die Angaben anderer Autoren nur eine Stütze erfahren haben, und dann theoretische Erwägungen: wenn die durch die Kriegsstrapazen gebildeten Stoffwechselprodukte allein genügten, Epilepsie hervorzurufen, dann müßte man doch in viel weiterem Umfange epileptische Manifestationen im Felde auftreten sehen, als es der Fall ist. Ich will durchaus nicht die Auffassung der ursächlichen Bedingtheit mancher epileptischer Zustände im Felde durch Stoffwechseltoxine bekämpfen — dafür habe ich ja weiter oben schon den Beweis geliefert — es scheint mir aber undenkbar, anzunehmen, daß sie allein schon genügen sollen, eine Epilepsie zu verursachen. Es sind eben, wie gesagt, zwei Faktoren hierzu notwendig, deren einer die epileptische Disposition ist. Ich will selbst zugeben, daß Stoffwechseltoxine einmal epileptiforme Erscheinungen bei einem an sich normalen Gehirn hervorrufen können, das darf aber dann eben noch nicht Epilepsie genannt werden, ist nur symptomatische Epilepsie und nicht anders zu bewerten als epileptiforme Erscheinungen, die im Verlauf irgendeiner sonstigen Intoxikation, beispielsweise einer Urämie, auftreten.

Die Rittershausschen Fälle sind um so weniger geeignet, meine Folgerungen abzuschwächen, als bei ihnen andere ätiologische Momente nicht ausgeschlossen waren, die das Zustandekommen epileptischer Erscheinungen viel leichter erklären. Er sagt nämlich, daß „meist ohne daß es zu einer eigentlichen Schädelverletzung gekommen wäre", die epileptischen Erscheinungen aufgetreten seien. So darf also wohl angenommen werden, daß ein Teil dieser 8 Fälle sich vielleicht als posttraumatische Epilepsie herausstellt.

Sommer[1]) stellt in seinem zusammenfassenden Referat folgende 5 Gruppen auf: 1. Gruppe: Epileptiker, die zum Teil infolge Verschweigen oder Vergessen ihrer Krankheit ins Feld gekommen sind. 2. Gruppe: Epileptoide, die früher schon leichtere Störungen (Ohnmachten, Schwindelerscheinungen usw.) gehabt haben, und bei denen durch den Kriegsdienst Verschlimmerung mit ausgeprägten epileptischen oder hysterischen Zuständen aufgetreten ist; dabei sind besonders die abnormen Schädelformen zu beachten, die oft nach cerebraler Kinderlähmung mit Porencephalie vorkommen. 3. Gruppe: Fälle, bei denen, soweit sich im einzelnen bisher nachweisen ließ, epileptische Zustände erst während des Feldzuges aufgetreten sind. Diese Gruppe

[1]) Sommer: Epilepsie und Krieg. Schmidts Jahrbücher 1916.

zerfällt in 2 Unterabteilungen, nämlich a) solche Fälle, bei denen die Epilepsie durch Kopfverletzung ausgelöst ist (kriegstraumatische Epilepsie im engeren Sinn), b) Fälle, bei denen die Epilepsie ohne mechanische Verletzung des Schädels zuerst während des Feldzuges aufgetreten ist. 4. Gruppe: Fälle mit epilepsieähnlichen Störungen, bei denen es sich nicht um Epilepsie genuinen oder traumatischen Ursprungs handelt, sondern um epileptische Symptome auf anderweitiger, z. B. toxischer Grundlage. 5. Gruppe: Die epilepsieähnlichen Traumzustände von Kriegsteilnehmern, die öfter an epileptische Dämmerzustände erinnern, ohne daß sich sonst bei dem Betreffenden etwas Epileptisches nachweisen läßt.

Wir sehen, es sind im großen und ganzen ähnliche Einteilungsprinzipien, wie ich sie bei meinem Material angewandt habe. Leider sagt Sommer nichts über die zahlenmäßige Verteilung der einzelnen Fälle auf die verschiedenen Gruppen. Die große Bedeutung, die er der Disposition für das Zustandekommen der im Kriege zum ersten Male auftretenden Epilepsie aber beimißt, geht aus seiner vorsichtigen Ausdrucksweise bei Gruppe 3 hervor, wo er auf die Unsicherheit der anamnestischen Erhebungen hinweist. Meine Ausführungen Rittershaus gegenüber erhalten eine Stütze durch die Aufstellung seiner Gruppe 4, in welche Fälle unterzubringen sind, wo gelegentlich einmal, durch irgendwelche toxischen Einwirkungen bedingt, epileptisch anmutende Krampfanfälle aufgetreten sind, ohne daß aber hier schon von eigentlicher Epilepsie gesprochen werden darf.

Es entspricht nur meinen obigen Darlegungen, wenn er über Disposition ausführt: „Grundsätzlich muß man Disposition und Krankheit unterscheiden. Eine Disposition ist an sich keine Krankheit, sondern bildet die Voraussetzung zur Entstehung von Krankheiten, während andererseits äußere Ursachen bei dem Ausbruch die wesentliche Rolle spielen.“ Nicht folgen kann ich ihm aber darin, daß er in den Fällen, wo bei vorhandener Disposition Epilepsie sich zum erstenmal im Felde bemerkbar macht, „ohne weiteres Kausalität durch die Ereignisse“ annimmt; ich kann ihm noch weniger da folgen, wo er die gleiche Forderung für nichtdisponierte Individuen stellt. Ich habe ja oben zur Genüge darauf hingewiesen, daß die Frage nicht prinzipiell zu entscheiden ist, daß man an jeden Fall erneut mit der Überlegung herantreten muß, ob es sich nicht um die im Charakter der Krankheit gelegene, mit den kriegerischen Ereignissen nur zeitlich zusammenfallende erste Äußerung der Epilepsie handeln könnte. Und gerade die auffallend geringe Häufigkeit von Verschlimmerungen schon vor dem Krieg vorhanden gewesener Epilepsie (meine Abteilung 1) muß uns meiner Ansicht nach vorsichtig machen mit der bedingungslosen Anerkennung eines kausalen Zusammenhangs von Kriegseinflüssen und primärem Auftreten einer

Epilepsie, weniger noch bei disponierten als bei nichtdisponierten Individuen, da unsere Beobachtungen gerade den wesentlichen Anteil der Disposition an dem Zustandekommen der Epilepsie dargetan haben.

Schließlich möchte ich noch eine Arbeit von Berger[1]) erwähnen, weil dessen Beobachtungen meine oben ausgeführten Anschauungen über die verschlimmernde Wirkung des Kriegsdienstes auf posttraumatische Epilepsie bestätigen. Er fand, daß bei Leuten, deren Schädelverletzung unter Umständen 4—5 Jahre zurücklag, unter den erhöhten Anforderungen des Feldzuges epileptische Erscheinungen auftraten, die vorher überhaupt nicht vorhanden waren oder sich nur in Form leichter Schwindelanfälle bemerkbar machten. Sein Rat, solche Leute mit Rücksicht auf die günstigen Heilungstendenzen mit großer Schonung zu behandeln, entspricht nur meinen obigen Ausführungen.

Das sind alle bisher vorliegenden Arbeiten, welche die Kriegserfahrungen über Epilepsie zum Gegenstande haben. Wenn wir das Fazit ziehen, so können wir aus der überwiegenden Mehrzahl derselben nur eine Bestätigung meiner Erfahrungen und Schlüsse entnehmen. Übereinstimmend ergibt sich, daß in der Anamnese fast aller Patienten Anhaltspunkte vorhanden waren, aus welchen das Bestehen von Epilepsie schon vor dem Kriege oder doch von prädisponierenden Momenten erschlossen werden konnte. Von einem Auftreten von Epilepsie im Kriegsdienst ohne jede Prädisposition sprechen eigentlich nur 3 Autoren (Cimbal, Rittershaus, Sommer). Ist hierdurch schon das Abweichende von der Regel gekennzeichnet, so wird die allgemeine Gültigkeit dieser Feststellungen weiterhin durch gewisse Momente, die ich oben in der Kritik dieser Arbeiten angeführt habe, eingeschränkt. Die Zahl der Fälle vermindert sich also noch mehr und beeinflußt unsere Feststellungen auch dann nicht einmal erheblich, wenn wir uns überlegen, einmal, daß der Aufnahme der Vorgeschichte unserer Patienten ja doch immer noch erhebliche Schwierigkeiten entgegenstehen, ja daß wir häufig sogar mit bewußt falschen Angaben rechnen müssen, und dann, daß sich unter den Fällen, die zum ersten Male während des Kriegsdienstes epileptische Erscheinungen aufwiesen, solche finden können, bei welchen es sich um rein zufälliges zeitliches Zusammentreffen handelte, bei welchen also den dienstlichen Einflüssen auch nicht einmal eine auslösende, geschweige eine verursachende Bedeutung zugemessen werden kann.

Daß es selbst bei Berücksichtigung dieser beiden Faktoren doch noch Fälle geben wird, bei welchen wir ohne jede nachweisbare Prädisposition die exogenen Einwirkungen des Kriegsdienstes für das Auf-

[1]) Berger: Über traumatische Epilepsie. Münchn. med. Wochenschr. 1916, S. 801.

treten der Epilepsie verantwortlich machen können, soll aber durchaus nicht geleugnet werden und ist ja von mir auch durch den einen, in Abteilung IV aufgeführten Fall dargetan worden. Ehe man aber aus so verschwindend wenigen Beobachtungen wirklich Schlüsse zieht, die geeignet sind, das aus einer so überaus großen Zahl entgegenstehender Feststellungen gewonnene Resultat einzuschränken, muß unbedingt eine weitere Beobachtung dieser wenigen Fälle gefordert werden.

Denn, wie wir ausführten, berechtigt ein einzelner epileptischer Anfall sicher noch nicht zu der Diagnose Epilepsie; wiederholt er sich später nicht, und treten auch keine sonstigen epileptischen Symptome auf, so werden wir solche Fälle als symptomatische Epilepsie aus diesen Beobachtungen eliminieren müssen.

Es sind eben, wie ich schon bei der Kritik der Rittershausschen Arbeit ausführte, zur Diagnose der Krankheit Epilepsie zwei Faktoren nötig, einmal die angeborene oder erworbene Anlage, welche eine gesteigerte Reagibilität des Gehirns bedingt, und dann ein Reizmoment, das auf verschiedenen Wegen geschaffen werden kann, u. a. auch durch die körperlichen und seelischen Einwirkungen des Kriegsdienstes. Ein einzelner epileptisch anmutender Anfall kann wohl auch einmal durch Stoffwechseltoxine ausgelöst werden, dazu bedarf es, wie wir wissen, keiner besonderen Krampfdisposition des Gehirns. Hierzu sind aber wohl, wie wir aus den Friedenserfahrungen entnehmen können, ganz besondere Umstände nötig; wenn etwa schon die Strapazen des Felddienstes dazu genügten, wie Rittershaus annimmt, so müßten doch weit mehr „Kriegsepilepsien" vorkommen, als tatsächlich der Fall ist. Bei vorhandener Prädisposition aber genügen unter Umständen schon sehr geringe irritierende Momente, um eine Epilepsie auszulösen, die dann auch bei Fortfall der äußeren Einflüsse weitere Erscheinungen zeitigt.

Hierfür ist gerade der von Lewandowsky angeführte Fall ein treffliches Beispiel: ganz unbeeinflußt von selbst wesentlichen exogenen Momenten lief in diesem Falle die einmal durch relativ geringe dienstliche Anstrengungen, bei Vorliegen einer Disposition in Form überstandener Encephalitis ausgelöste Epilepsie ihren Entwicklungsgang weiter. Es ist nicht einfach, sich die Gründe einer solchen selbständigen Weiterentwicklung klarzumachen: die Gehirndisposition kann kaum die Stoffwechselstörung, wenn wir eine solche als irritierendes Moment ansehen wollen, länger aufrechterhalten, als in den Fällen, wo die gleichen äußeren schädigenden Momente die gleiche Stoffwechselstörung, aber dann nur vorübergehend, d. h. für die Dauer ihrer Einwirkung, hervorrufen; wir können also nur annehmen, daß in dem prädisponierten Gehirn an dem locus minoris resistentiae durch Einwirkung der Reizmomente pathologische Vorgänge sich abspielen, die eine weitere Steigerung der Reizbarkeit mit sich bringen, so daß relativ mildere Reizstoffe (vielleicht auch nur Zirkulationsstörungen an der lädierten Hirnstelle) schon zur Auslösung weiterer epileptischer Symptome genügen.

Wir werden also auch nach den Literaturerfahrungen unsere oben aufgestellte These: „Eine Kriegsepilepsie gibt es nicht" nicht zurückziehen. Es entspricht dagegen nur meinen Erfahrungen und oben ausgeführten theoretischen Überlegungen, daß bei vorhandener Anlage, oder gar bei vorliegender Epilepsie, äußere Einflüsse eine Zunahme der epileptischen Manifestationen herbeiführen können.

Ich habe aus den Publikationen, wenn sich auch, wie gesagt, mangels ausführlicher Darstellungen hierzu nicht genügend Stellung nehmen läßt, den Eindruck gewonnen, als ob von den betreffenden Autoren eine Verschlimmerung durch den Kriegsdienst häufiger angenommen würde, als meinen eigenen Erfahrungen entspricht. Da sich die Ergebnisse bei mir seit 1915 in keiner Weise geändert haben, und da auch mein Krankenmaterial sicher nicht von dem der erwähnten Autoren abweicht, so muß ich die Gründe für diese Tatsache bei diesen suchen. Es mag das, wie ich schon ausführte, zum Teil daran liegen, daß die Angaben über Zunahme der Anfälle usw. sich vielleicht ausschließlich auf die Aussagen der Patienten stützten, was, wie ich immer wieder zu beobachten Gelegenheit hatte, zu mannigfachen Fehlschlüssen Veranlassung geben muß; zum Teil ist hieran das Einbeziehen von reaktiv-epileptischen Anfällen in den Kreis der Betrachtungen schuld, die begreiflicherweise durch die Ereignisse des Kriegsdienstes eine Zunahme erfahren mußten, während es sich in meinen Fällen ausschließlich um echte Epilepsie handelte; und schließlich muß daran gedacht werden, daß der eine oder andere der Autoren weniger, als es bei mir infolge der speziellen Beschäftigung mit dem Thema der Fall war, an eine im Wesen der Erkrankung liegende, und durch ihren früheren Verlauf zudem im einzelnen Fall wahrscheinlich gemachte spontane vorübergehende Zunahme der Äußerungen gedacht hat. Anhaltspunkte hierfür ergeben sich aus meiner obigen Kritik der betreffenden Arbeiten; die Angaben bei anderen Autoren waren zum Teil so kurz, daß ich nicht näher zu ihnen kritisch Stellung nehmen kann.

Auf Grund der Literaturangaben muß ich also (mit obigen Einschränkungen, die sich erst später bei Erscheinen ausführlicher Mitteilungen richtigstellen lassen werden) eine Beeinflussung bestehender Epilepsie im Sinne einer Zunahme ihrer Äußerungen oder bestehender epileptischer Anlage im Sinne der Auslösung epileptischer Manifestationen in etwas weiterem Umfange zugeben, als ich es nach meinen eigenen Erfahrungen kann. Es bleibt abzuwarten, ob nicht bei Anwendung der gleichen Kautelen, wie ich sie gebraucht habe, die Resultate sich den meinigen nähern werden.

Darin stimmen aber alle Autoren mit mir überein, daß akute exogene Einwirkungen nicht maßgebend für die Auslösung eines echten epileptischen Anfalls sind. Auf das Nichtreaktive des epileptischen Anfalls, im Gegensatz zu dem hysterischen, was so deutlich aus meinen Beobachtungen hervorgeht, hat ganz speziell Stier hingewiesen und Bonhöffer steht so sehr unter dem Eindruck der Gesetzmäßigkeit dieses Geschehens, daß er bei Gelegenheiten, die einen Zusammenhang von Anfall und auslösendem emotionellen Moment vorzutäuschen scheinen, an ein zufälliges Zusammentreffen denkt. Selbstverständlich ist die Möglichkeit einer solchen Abhängigkeit von mir nie geleugnet worden; der epileptische Krampfmechanismus kann natürlich auch einmal durch einen psychischen Shock in Gang gesetzt werden; es wird uns das gewiß nicht wundern, wenn wir uns die erheblichen Zirkulationsstörungen vor Augen halten, die ein plötzliches starkes emotionelles Trauma setzt. Daß dieser Auslösungsvorgang aber äußerst selten vor sich geht, ergibt sich schon aus meinen Beobachtungen, die dartun, daß epileptische Anfälle nie bei Sturmangriffen, bei plötzlichem Alarm, bei starker Beschießung usw. vorkamen, sondern daß gerade ihr Auftreten in der Ruhestellung, im Quartier, fern von allen irritierenden Momenten, sich als charakteristisch erwies.

Bestärkt durch die Literaturangaben wird man also dem Fehlen jedes exogenen Faktors für die Auslösung des einzelnen epileptischen Anfalls die dominierende diagnostische Stellung einräumen, die ich ihm oben auf Grund meiner Beobachtungen angewiesen habe.

Die Autoren, welche sich mit den einzelnen Anfallssymptomen beschäftigt haben, sind oben bei der Besprechung dieser zu Worte gekommen. Unter den zuletzt genannten Arbeiten geht nur die Wagnersche auf diese Frage ein. Seine Erfahrungen bilden nur eine weitere Stütze meiner Ergebnisse: die einzelnen Symptome im Anfall sind lange nicht so eindeutig, wie man immer annahm, wenn natürlich auch eine Häufung der „Majoritätssymptome“ uns diagnostisch sicherer schreiten läßt. Demgegenüber betonen auch die Wagnerschen Feststellungen, den schon von mir hervorgehobenen diagnostischen Wert der nachweisbaren Abhängigkeit des psychogenen Anfalls von äußeren emotionellen Momenten und des Reaktiven auch in der Gestaltung des Anfalls selbst.

Wenn nach diesen Ergebnissen auch nicht auf die Beobachtung des einzelnen Anfalls verzichtet werden darf, so werden wir doch in Zukunft weit mehr, als wir es bisher gewohnt waren, auf die dem Anfall jeweils vorausgehende psychische Verfassung des Patienten, auf die äußeren Umstände zu jener Zeit, auf die ganze Vorgeschichte, besonders auch auf die für das Zustandekommen des ersten Krampfanfalls maßgebend gewesenen Umstände, und, sofern es sich um echt-hysterische Anfälle handeln könnte, auf das Seelenleben des Patienten, besonders hinsichtlich des Hervortretens einer Wunsch- und Zweckkomponente zu achten haben.

Und auch für die von mir hervorgehobene psychische Struktur vieler Epileptiker, die sogenannte „Kriegsfreudigkeit“ haben die Literaturangaben weitgehende Bestätigung gebracht. Bei allen Autoren, die sich überhaupt mit dem psychischen Verhalten ihrer Epileptiker befassen, finden sich Angaben darüber, daß die Patienten ihre Anfälle verheimlichen, um ins Feld zu kommen. In den meisten Arbeiten sind ja keine ausführlichen Beschreibungen vorhanden, Schilderungen, wie sie aber beispielsweise Lewandowsky gibt, beweisen aufs deutlichste das Charakteristische dieser psychischen Richtung. Es ist das um so wichtiger, als die seelische Verfassung des Hysterikers, die in dem Wunsche, sich durch Demonstration krankhafter Symptome unangenehmen Situationen zu entziehen, immer wieder so deutlich hervortritt, so durchaus entgegengesetzter Art ist, daß uns durch Beachtung dieses Momentes eine sehr brauchbare differentialdiagnostische Waffe für manche unklaren anfallsartigen Zustände in die Hand gegeben ist.

Wenn ich noch mit Rücksicht auf die praktischen Folgen für die zivile Unfallversicherung die Frage der militärischen Dienstbeschädigung kurz beleuchten soll, so läßt sich sagen, daß unsere Entscheidungen sich um folgende 2 Brennpunkte gruppieren werden: 1. Eine Verschlimmerung bestehender Epilepsie oder ein Auftreten von Epilepsie bei bestehender Disposition durch die exogenen Schädigungen des Kriegsdienstes ist möglich, und 2. bei dem notorisch erwiesenen geringen Einfluß der Kriegsschädigungen auf Epilepsie muß immer in erster Linie an eine spontane, im Charakter der Krankheit liegende Zunahme der epileptischen Äußerungen (oder deren primäres Auftreten) gedacht werden. Prinzipiell läßt sich die Frage überhaupt nicht entscheiden; in jedem einzelnen Falle werden wir immer den ganzen bisherigen Verlauf der Krankheit, besonders hinsichtlich des spontanen Wechsels anfallsfreier Zeiten mit solchen gehäufter Anfälle, und andererseits den Grad der überhaupt vorhanden gewesenen dienstlichen Schädigungen ins Auge fassen müssen. Fälle, wie der Lewandowskysche, wo schon die geringen Strapazen eines kurzen Ausbildungsdienstes in der Garnison als ursächlich angeschuldigt werden müssen, gehören sicher zu den Ausnahmen. Ganz besonders vorsichtig werden wir mit der Anerkennung der Dienstbeschädigung dort sein müssen, wo etwa derart geringe dienstliche Einwirkungen ein nicht disponiertes Individuum getroffen haben. In solchen Fällen liegt es, zumal wenn es sich um ein jugendliches Individuum handelt, viel näher, an ein spontanes primäres Auftreten der Erkrankung zu denken, das zufällig mit dem Diensteintritt zusammengefallen ist. Ist dagegen ein monatelanger anstrengender Felddienst vorangegangen, und betrifft die Erkrankung einen älteren Mann, so wächst die Wahrscheinlichkeit der ursächlichen Abhängigkeit natürlich bedeutend. Jedenfalls sollten vor Erledigung der Dienstbeschädigungsfrage immer genaue amtliche Erhebungen sowohl über das Vorleben des Patienten, sowie über das Maß der dienstlichen Schädigungen angestellt werden, da die Angaben der Patienten selbst begreiflicherweise ein recht falsches Bild ergeben können.

Ganz besonders skeptisch wird man nach unserer Erfahrungen bei der Bewertung eines akuten emotionellen Traumas für das Zustandekommen eines epileptischen Anfalls sein müssen; handelt es sich nicht, wie in den meisten Fällen, überhaupt nur um einen verkannten psychogenen Krampfanfall, so wird man bei der extremen Seltenheit eines solchen Auslösungsmodus in erster Linie an ein zufälliges Zusammentreffen denken müssen, wenn auch, wie oben bereits ausgeführt, ein ursächlicher Zusammenhang nicht ausgeschlossen erscheint. Schließlich wird diese Entscheidung für den einzelnen Anfall aber kaum eine Bedeutung haben, sondern nur dann, wenn er das erste Glied in einer Kette weiterer epileptischer Äußerungen bildet. In dieser Hinsicht, in der Beurteilung des wahrscheinlichen weiteren Verlaufs einer durch den Krieg entstandenen oder verschlimmerten Epilepsie wird man einstweilen noch vorsichtig zu Werke gehen müssen. Soweit die bisherigen Erfahrungen reichen, scheint dieser recht günstig zu sein. Bei Fortfall der äußeren irritierenden Momente lassen auch die Anfälle oder die sonstigen epileptischen Erscheinungen nach; die Disposition bleibt natürlich bestehen. Man wird solchen Patienten aber wohl immer dadurch gerecht werden können, daß ja jährliche Nachuntersuchungen stattfinden, so daß Rentenirrtümer erheblichen Grades sich korrigieren lassen. Es dürfte aber eine weitere lohnende Arbeit bilden, den Kriegsepileptikern katamnestisch nachzugehen, da die Frage ja nicht nur von sozialem, sondern auch wissenschaftlichem Interesse ist. Einstweilen ist die Zeit noch zu kurz, um prognostisch klar sehen zu können, da bis jetzt Zufälligkeiten des Verlaufes noch eine zu große Rolle spielen können, und, was mir nicht unwahrscheinlich erscheint, die psychischen Irritamente einer noch möglichen Einziehung, wie überhaupt der ganzen Kriegslage, einem Zurücktreten der Übererregbarkeit des Nervensystems hindernd im Wege stehen.

Stier bringt in seiner zitierten Arbeit etwa die gleichen Überlegungen wie ich vor. Gegen die Sommerschen Sätze, der ohne wesentliche Einschränkungen bei im Kriege aufgetretener oder verschlimmerter Epilepsie auch Entstehung oder Verschlimmerung durch den Krieg postuliert, habe ich oben schon gewisse Bedenken geltend gemacht.

Zusammenfassung.

Wenn es auch nur schwer möglich ist, die hier festgestellten Tatsachen, und noch weniger die einzelnen anschließenden Überlegungen in kurzer Form zusammenzufassen, so will ich es doch im Interesse der praktischen Anwendungsmöglichkeit mancher Ergebnisse versuchen, muß allerdings dabei bemerken, daß das Apodiktische mancher dieser Sätze durch die Lektüre der Arbeit selbst eine gewisse Einschränkung erfahren wird, worauf ich hinsichtlich etwa einsetzender Kritik von vornherein hinweisen möchte.

Als wichtigstes Ergebnis können wir die Feststellung an die Spitze setzen, daß exogene Momente für das Zustandekommen einer Epilepsie eine durchaus untergeordnete Rolle spielen. Die meisten Epilepsien bei Kriegsteilnehmern sind überhaupt schon in den Heeresdienst mitgebracht worden. Wenn sie trotzdem das durch die bekannten militärischen Bestimmungen (nach welchen nachgewiesene Epilepsie dienstunbrauchbar macht) recht engmaschig gestaltete Netz passieren konnten, so lag dies entweder daran, daß die betreffenden Leute absichtlich, um ins Feld zu kommen, ihre Erkrankung verheimlichten, oder daß sich diese nicht in grobsinnfälliger Weise durch große Anfälle geäußert hat, sondern nur in Form von Petit-mal-Zuständen, Absencen, Schwindelanfällen, Verstimmungen oder anderen Äquivalenten in die Erscheinung trat. Unter den 52 hier zugrunde gelegten Beobachtungen wurde der Nachweis schon vor dem Kriege vorhanden gewesener Epilepsie in nicht weniger als 46 Fällen geführt, also in 88%. In weiteren 5 Fällen fanden sich wenigstens prädisponierende Momente, und nur ein einziger Fall blieb übrig, der auch diese vermissen ließ. Schon diese Zahlen allein sprechen den exogenen Schädigungen jede Bedeutung ab, sonst müßten uns bei ihrer Ubiquität und ihrer alles Bekannte übersteigenden Intensität primär im Kriege entstandene Epilepsien, selbst solche, wo ein prädisponierter Boden vorhanden war, in ungleich größerer Zahl entgegentreten, als es der Fall ist.

Unsere Überlegungen werden weiterhin dann dadurch geleitet, daß wir bei bestehender Epilepsie in sehr niedrigem Verhältnis eine quantitative oder qualitative Zunahme ihrer Äußerungen im Kriege bzw. durch den Krieg feststellen konnten. Bei Anwendung der nötigen Kritik kann man unter den 46 Fällen der ersten beiden Abteilungen eigentlich nur zweimal (36, 37) wirklich von einer solchen sprechen; in 3 weiteren Fällen (42, 43, 44) muß mindestens mit der gleichen Wahrscheinlichkeit an eine spontane Fortbildung der Erkrankung gedacht werden. Derartige Überlegungen müssen allerdings bei jedem einzelnen Fall angestellt werden; denn verließe man sich nur auf die Angaben der Patienten selbst, so würde man zu gänzlich falschen Ergebnissen kommen. Die

Erscheinungen der Epilepsie sind zeitlich ja so enormen Schwankungen unterworfen, daß man nur aus der Betrachtung der ganzen früheren Verlaufsart der Erkrankung und Berücksichtigung der Dauer der Einwirkung kriegsdienstlicher Schädigungen und ihrer qualitativen Beschaffenheit ein Urteil über ihren kausalen Einfluß gewinnen kann. Bei Anlegung eines strengen Maßstabes in 2, bei solcher eines milderen in 5 Fällen nur konnten wir bei bestehender Epilepsie den exogenen Momenten einen schädigenden Einfluß zumessen; das wäre prozentual ausgedrückt in 4,3% bzw. 10,8%.

Das sind so geringe Werte, daß wir an die Beobachtungen der 3. Abteilung, d. h. an die Fälle, wo anscheinend primär (bei bestehender Disposition) im Kriegsdienst eine Epilepsie entstanden ist, mit um so größerer Kritik herangehen müssen. Denn beeinflußt der Kriegsdienst in so geringem Umfange bestehende Epilepsie, so wird er auch für das Hervorrufen einer solchen auf vorbereitetem Boden nicht ohne weiteres angeschuldigt werden dürfen, da wir in solchen Fällen, zumal wenn es sich um jugendliche Individuen handelt, immer auch an das spontane, im Entwicklungsgang der Krankheit gelegene, erste Auftreten der epileptischen Erscheinungen im Kriege zu denken haben werden. Bei Anwendung dieses kritischen Filters bleibt unter den 5 Fällen dieser Abteilung nur einer (50) übrig, bei welchem wir den exogenen Schädigungen wirklich einen Einfluß auf das Entstehen der Epilepsie zubilligen können; wenn sich bei 2 weiteren Fällen (49, 51) die Unabhängigkeit von diesen auch nicht mit absoluter Sicherheit beweisen läßt, so habe ich doch oben genügende Wahrscheinlichkeitsmomente dafür angeführt, in den epileptischen Manifestationen hier spontane Krankheitsäußerungen zu sehen.

Berechnen wir unter Einbezug auch noch des in der 4. Abteilung untergebrachten Falles den prozentualen Einfluß exogener Momente auf die Epilepsie, sei es im Sinne einer Beeinflussung der bereits bestehenden Erkrankung oder des Hervorrufens derselben entweder auf dem Boden der vorhandenen Disposition oder auch ohne solche, so würden wir bei Anlegung des weiteren Maßstabes **17,3%**, und des engeren **7,6%** finden (die posttraumatische Epilepsie ist hierbei außer Betracht geblieben).

Es ließ sich nicht feststellen, daß irgendwelchen speziellen schädigenden Momenten wie etwa körperlichen Überanstrengungen, Hitzeeinwirkungen, emotionellen Anlässen, Giften wie Alkohol oder Nicotin, ein besonderer Einfluß auf die Zunahme der epileptischen Äußerungen oder ihre primäre Entstehung zugebilligt werden könnte. Wir dürfen vielmehr annehmen, daß die Gesamtheit der Schädigungen mit ihren vielfachen Angriffspunkten am Organismus und ihrer vielfachen Wirkungsweise (fremde und Körpertoxine, Zirkulationsstörungen, Liquorschwankungen usw.) von verschlimmerndem Einfluß auf das epileptische oder zur Epilepsie neigende Gehirn gewesen ist. Und gerade die Tatsache, daß wir in den wenigen Fällen, wo wir überhaupt von einer Wirksamkeit exogener Momente sprechen dürfen, keine besondere Häufung von Schädlichkeiten finden, ja daß in manchen Fällen diese sogar auffallend gering waren, spricht mit für das Unwesentliche der Wirkungsweise äußerer Schädlichkeiten.

Was hier für die Epilepsie als Gesamterkrankung festgestellt wurde, gilt in gleicher Weise für ihre einzelnen Äußerungen. Mit wenigen Ausnahmen treten die Anfälle unabhängig von akuten äußeren, speziell emotionellen Einwirkungen auf. Beschießungen, Sturmangriffe, plötzliche Alarmierungen, Verschüttungen, Verwundungen, die wir fast regelmäßig an der Wurzel psychogener Krampfzustände finden, sind für epileptische Anfälle ohne Belang. Daß hin und wieder doch auch einmal eine psychische Erregung, eine körperliche Überanstrengung (der akute Alkoholmißbrauch als Auslösung ist so bekannt, daß er hier nicht berücksichtigt zu werden braucht) dem Anfall unmittelbar vorangingen, stößt diese Regel nicht um. Eine solche Auslösung gehört aber nicht nur zu den größten Seltenheiten, sie findet sich charakteristischerweise dann aber auch nur in den Fällen, wo meist (auch schon vor dem Kriege) ein solcher Zusammenhang bestand, ohne daß man schon von Affekt-Epilepsie, Reaktiv-Epilepsie oder etwas Ähnlichem sprechen dürfte. Die Unabhängigkeit der einzelnen epileptischen Manifestationen von akuten exogenen Momenten ist so groß, daß es durchaus erlaubt erscheint, ein gelegentlich beobachtetes Zusammentreffen, wenn nicht andere zwingende Beweise für einen Zusammenhang vorliegen, als zufällig zu bezeichnen.

Solche Feststellungen lenken die Aufmerksamkeit auf die endogene Komponente der Erkrankung. Gerade in dieser Beziehung haben meine Untersuchungen den Wert der angeborenen oder früh erworbenen Disposition für das Zustandekommen der Epilepsie aufs hellste beleuchtet. Mit verschwindend wenigen Ausnahmen fanden wir in der Vorgeschichte oder im somatischen und psychischen Befund Anhaltspunkte für das Vorliegen einer abnormen Gehirnbeschaffenheit. Ohne daß etwa hiernach besonders gesucht worden wäre, wiederholen sich regelmäßig Angaben über schwere nervöse erbliche Belastung, sowohl im Sinne von Epilepsie, wie auch von anderen Neurosen und Psychosen, über keimschädigende Noxen, wie Alkohol und Lues, über nervöse Stigmata in der Kindheit (Bettnässen, Nachtwandeln, schlechtes Fortkommen in der Schule usw.), über Krämpfe in der Kindheit, entweder im Sinne eines echten entzündlichen meningo-encephalitischen Prozesses, oder im Sinne spasmophiler Diathese, über Kopftraumata in früher Jugend, oder es finden sich auf somatischem Gebiet die Äußerungen der cerebralen Affektion in Form von gröberen Ausfallserscheinungen oder doch wenigstens von Differenzen in der Entwickelung beider Körperhälften (ein differentialdiagnostisch bisweilen sehr brauchbares Zeichen), sowie die verschiedensten bekannten Degenerationszeichen, oder es zeigt sich schließlich die abnorme Gehirnbeschaffenheit durch psychische Veränderungen.

Die abnorme Gehirnbeschaffenheit also ist die unbedingt notwendige Voraussetzung für das Zustandekommen einer Epilepsie. So lange nicht bewiesen ist, daß es einen eigentlichen Gehirnprozeß gibt, der durch sein Fortschreiten die einzelnen epileptischen Erscheinungen bedingt, wird man die Epilepsie als das Resultat zweier Faktoren auffassen müssen, nämlich der abnormen Gehirnbeschaffenheit (gleichgültig, ob angeboren oder früh erworben), die einer gesteigerten Reagibilität gleich zu setzen ist, und irgendwelcher irritierender Momente. Das Zustandekommen dieser ist wahrscheinlich auf außerordentlich vielen Wegen möglich (Toxine, Zirkulationsstörungen, Liquorstauungen usw.). Ja es scheint fraglich, ob wir der sog. genuinen Epilepsie, unter der Voraussetzung ihres Zustandekommens durch eine Stoffwechselstörung, überhaupt eine *bestimmte* Stoffwechselanomalie werden zugrunde legen müssen, oder ob nicht die Annahme genügt, daß *irgendwelche* durch den Stoffwechsel gebildeten *Toxine*, die ein *normales* Gehirn *nicht* irritieren würden, das *abnorm reizbare* Gehirn des Epileptikers im Sinne von Krämpfen, Dämmerzuständen, Absencen usw. beeinflussen.

Durch solche Überlegungen gewinnt der Begriff der „epileptischen Reaktionsfähigkeit" aufs neue an Bedeutung. Wenn wir sehen, daß von all den Fällen, die nicht schon als Epilepsie in den Krieg hineingingen, nur *ein einziger* sich als nicht disponiert erwies, so werden wir mit aller Bestimmtheit zu der Entscheidung kommen: **„Eine Kriegsepilepsie gibt es nicht"**; das normale Gehirn reagiert auf die exogenen Schädigungen des Kriegsdienstes *nicht* mit einer Epilepsie; hierzu bedarf es einer besonderen Anlage. Wären die *Rittershaus*schen Ansichten richtig, so müßten uns Kriegsepilepsien in ganz anderen Mengen begegnen, als es den Tatsachen entspricht.

Die besondere Anlage des Gehirns, die es befähigt, auf *geringgradige* Reize schon mit epileptischen Erscheinungen zu reagieren, nenne ich epileptische Reaktionsfähigkeit. Das Gehirn *braucht* aus diesem latenten Zustande *niemals* heraus zu treten. Exogene Momente (darunter verstehe ich auch nur in bezug auf das Gehirn exogene, im übrigen aber intrasomatische) können dann auf dieser Basis entweder nur *vorübergehende* epileptische Manifestationen hervorrufen oder Veranlassung zum Auftreten mehr oder minder regelmäßig sich *wiederholender* Äußerungen geben. Der Hergang im letzten Fall wäre dann vielleicht so zu erklären, daß die mit der Auslösung der ersten epileptischen Erscheinungen im Gehirn einhergehenden Prozesse — wir kennen ja die mannigfachen gliösen Veränderungen bei zufällig aus solchen Stadien gewonnenen Gehirnen — zu einer weiteren Steigerung der Reagibilität des Gehirns führten, so daß schließlich immer kleinere Reize zur Auslösung der epileptischen Symptome genügen.

Beide Formen sollten wir aber meiner Meinung nach als Epilepsie bezeichnen, auch die erste, wo es sich (bisher wenigstens) auch nur um das einmalige Auftreten echter epileptischer Symptome gehandelt hat, und diese nicht etwa symptomatische Epilepsie nennen, da wir diesen Namen ausschließlich für die epileptiform aussehenden Erscheinungen reservieren müssen, welche nicht auf der Grundlage eines spezifisch disponierten Gehirns erwachsen sind. Ich wies oben schon auf die Begriffsverwirrung hin, die vielfach hierüber besteht, und die sich einfach daraus erklärt, daß eben schon das normale Gehirn auf abnorm starke Reize mit den gleichen Symptomen reagieren kann, wie ein „sensibilisiertes" auf schwache bzw. auf solche, die für ein normales Gehirn eben gar keine Reize mehr vorstellen. Das Wesentliche ist die Gehirnbeschaffenheit, die Disposition; sie bestimmt, ob wir in dem einen Fall, auch wenn es sich nur um eine einmalige Äußerung handelt, schon von Epilepsie reden dürfen. Ich hielte es deshalb auch für besser, die epileptiformen Erscheinungen bei allen möglichen Gehirnerkrankungen, wie z. B. bei Tumor cerebri, Hirnarteriosklerose, Paralyse usw. nicht mit symptomatischer Epilepsie zu bezeichnen, sondern hier nur von Reizerscheinungen, Krämpfen usw. zu sprechen. Symptomatisch epileptisch sollten wir eigentlich nur die Krämpfe usw. nennen, die bei an sich intaktem Gehirn unter der vorübergehenden Einwirkung eines schädlichen Agens, etwa z. B. des eklamptischen Giftes auftreten.

Wie ich schon erwähnte, wird es Sache späterer Katamnesen sein, festzustellen, wie sich denn die Fälle weiter verhalten, deren erste epileptische Erscheinungen in den Krieg fielen, und die wir mit gewisser Wahrscheinlichkeit auf die exogenen schädigenden Momente des Kriegsdienstes zurückführen zu dürfen glaubten, allerdings immer unter Zubilligung der disponierenden Grundlage. Wie aus manchen Beobachtungen bereits hervorgeht, und wie auch nach meinen Darlegungen zu erwarten war, werden diese Gehirne wohl bei Abwesenheit weiterer irritierender Momente sehr bald wieder in den Zustand der latenten epileptischen Reaktionsfähigkeit zurücktreten, so daß wir im ganzen wohl kaum mit einer Zunahme der Epilepsie durch den Krieg zu rechnen haben werden.

Sind wir auf Grund der vorliegenden Untersuchungen also zu dem Ergebnis gekommen, daß der wesentlichste Faktor der Krankheit Epilepsie die Gehirnbeschaffenheit ist, daß exogene Momente eine relativ geringe Rolle spielen, so werden in Zukunft der weiteren

Erkennung des Krankheitsbildes Untersuchungen der verschiedenen Reize dienen müssen, welche dieses abnorm reizbare Gehirn beeinflussen. Wenn auch schon Verschiedenes auf diesem Gebiete gefunden worden ist, so sind doch die Resultate teils zu ungenau, teils zu isoliert, teils sogar widersprechend, als daß man schon gewisse Einteilungen hiernach vornehmen könnte. Vielleicht bringt uns meine oben angeführte Überlegung auch etwas weiter, nach der wir gar keine speziellen, für gewisse Formen der Epilepsie etwa charakteristischen Reizstoffe zu erwarten hätten, sondern nur normale Stoffwechselprodukte, und auch diese nicht einmal quantitativ gesteigert (etwa infolge mangelhafter Excretion), da wir das spezifisch Krankhafte eben nicht in den Reizstoffen, sondern in dem abnorm reizbaren Gehirn zu suchen hätten. Es kommt komplizierend hinzu, daß diese „Reizstoffe" vielleicht nicht immer direkt das Gehirn beeinflussen, sondern z. B. auf dem Umwege über Zirkulationsstörungen, welche sie setzen, auf das Gehirn wirken; oder sie rufen eine abnorme Liquorproduktion hervor, die ihrerseits infolge Steigerung des Hirndruckes erst zur Reizquelle für das Zentralnervensystem wird. Wie der Mechanismus aber auch zustande kommen mag, immer wird die abnorme Reizbarkeit des Gehirns die wesentlichste Voraussetzung abgeben. Sehr wahrscheinlich wird für jede Epilepsiegruppierung die Art der Reizquelle nicht maßgebend sein können, da möglicherweise nicht jeder Anfall (beim gleichen Patienten) von den gleichen Reizstoffen ausgelöst wird, sondern bald dieser, bald jener Stoff in Betracht kommt, bald eine Zirkulationsstörung usw. die Ursache ist, so daß die Art der zugrunde liegenden Gehirnstörung weit besser als Gerüst benutzt werden könnte. Die unendlich große Variationsmöglichkeit wird uns aber am besten klar, wenn wir die verschiedenen, zahlreichen Formen der Gehirnanomalien, welche die anatomische Forschung bereits zutage gefördert hat, mit der riesengroßen Zahl der Reizquellen kombinieren. Gerade die Möglichkeit dieser vielfachen Verknüpfung der beiden Faktoren bringt wohl im einzelnen Fall unendlich viele Schwierigkeiten; die wissenschaftliche Klarheit, die wir aber durch diese Überlegung über die Krankheit Epilepsie gewonnen haben, wird hierdurch nicht beeinträchtigt.

Auf einzelne weitere Ergebnisse darf ich wohl nur summarisch hinweisen, da ich mich sonst wiederholen würde:

Eines der wesentlichsten Unterscheidungsmerkmale des epileptischen vom psychogenen Anfall bot die Unabhängigkeit von äußeren Momenten; diese fanden sich fast regelmäßig an der Wurzel psychogener Anfälle, sei es, daß es sich um eigentlich exogen-emotionelle Momente handelte, wie bei den von mir sogenannten „reaktiv-psychogenen" Anfällen, sei es, daß in der Psyche der betreffenden Patienten entstandene, meist eine Willenskomponente aufweisende Veranlassungen vorhanden waren, wie sie den echten hysterischen Anfällen zugrunde lagen. Denn nicht alles Nichtorganische, Psychogene, was wir an Anfällen sehen, ist kurzweg hysterisch; dieser Ausdruck sollte vielmehr nur für solche Zustände reserviert bleiben, bei deren Entstehung und Formung Willens- bzw. Wunschmomente im Mittelpunkt stehen. (Daß es sich hierbei natürlich um unbewußt parat liegende Wünsche handelt, sei nur für diejenigen bemerkt, die hierbei die Assoziation der Simulation nicht unterdrücken können.)

Die Art und Weise der Entstehung des Anfalls ist ein viel besseres Kriterium für die Unterscheidung eines epileptischen und eines psychogenen Anfalls, als die einzelnen Anfallssymptome, die sich außerordentlich gleichen können: alles, was früher an spezifischen Symptomen angegeben war, wie Pupillenstarre, Zungenbisse, Stuhl- und Urinabgang usw. kann bei beiden Arten von Anfällen vorkommen. Einzig das Vorhandensein des positiven Babinskischen Phänomens darf als Beweis für Epilepsie angesehen werden, ist aber bei weitem nicht in allen Fällen nachweisbar.

Das willkürliche Hervorrufen eines Anfalls durch Cocaininjektion, welches möglich ist, wenn es auch nicht immer gelingt, ist, da es eben weniger auf die Beobachtung des Anfalls selbst, als vielmehr auf die für sein Auftreten maßgebenden Vorgänge ankommt, überflüssig, und, speziell bei Soldaten, zu vermeiden, da unangenehme Nebenwirkungen der Cocainapplikation gar nicht selten vorkommen.

Als eine vielen Epileptikern zukommende Charaktereigentümlichkeit ist ihre besondere „Kriegsfreudigkeit“ hervorzuheben, die übrigens keinen neuen Zug des bekannten epileptischen Charakters bedeutet, sondern nur als besondere Beleuchtung altbekannter Eigenheiten durch die äußeren Umstände aufzufassen ist.

Von einer Dienstbeschädigung, oder, auf die Friedensverhältnisse übertragen, von einer Entschädigungsberechtigung im Sinne eines Unfalls dürfen wir nur dann sprechen, wenn wir ausschließen können, daß das Entstehen einer Epilepsie nicht zufällig mit den kriegerischen Ereignissen zusammengefallen ist (Disposition, Alter) oder daß es sich bei der Verschlimmerung nicht um eine im Charakter der Erkrankung liegende Erscheinung gehandelt hat (bisheriger Verlauf, Bewertung der äußeren Schädlichkeiten).
